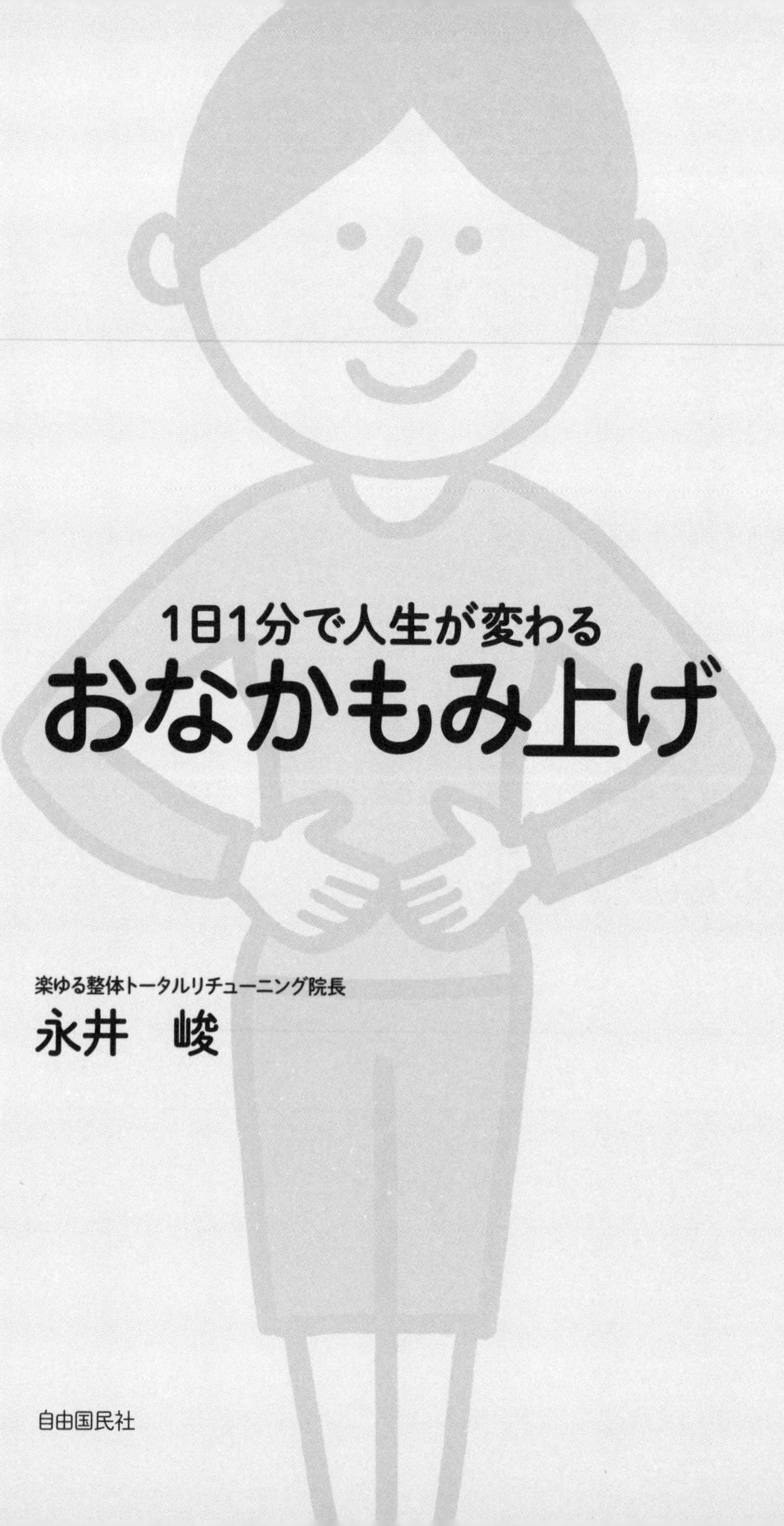

1日1分で人生が変わる

おなかもみ上げ

楽ゆる整体トータルリチューニング院長
永井　峻

自由国民社

はじめに　健康、能力、魅力…すべて、おなかから生まれる

「病院でも、はりでも、整体でもダメだった症状が、改善しました！」

患者さんから言われて、こんなにうれしい言葉はなかなかありません。

ひどい頭痛、めまい、胃下垂、便秘、むくみ、冷え、不眠、パニック障害、全身のだるさ、無気力、強迫性障害、自律神経失調症……一般に改善しにくいと言われる症状が、僕の整体院で良くなっていく理由には、**おなかのケア**があります。

例えば、

●いくら小食にしても、**消化系の不調があると、痩せていかない。**
●胃の疲れを抜かない限り、いくらもんでも、解消しない肩こりがある。

●どんなにカラダを温めても、内臓が不調だと、冷えが解消しない。
●ハードな筋トレよりも、おなかを整えた方が、はるかに早く体幹が強化される。
●温泉旅行に行くよりも、**おなかが柔らかくなるだけで、気持ちはずいぶん安らぐ。**
●肝臓疲労を放置すると、筋肉の質が低下し、**マッサージが効かないカラダになる。**
●やる気が出ない人は、たいてい腎臓や膀胱に、疲労がたまっている。
●腸の調子を上げないと、どんなに高価な化粧品を使っても、肌の質は改善しない。
●**しつこい腰痛の原因が、大腸や膀胱の疲れであること**が、多々ある。
●鳩尾（横隔膜）が硬い人は、ストレスが解消されにくく、頭の回転が落ちている。

……といった実例があります。

「へー、意外！」というものが、多くはないでしょうか？これらすべての事例が、おなかをケアすることがどれだけ大事、かつ有効かを教えてくれます。

この本を手に取ってくださったあなたは、健康への関心がかなり高い人だと思います。そんなあなたでも、本格的なおなかのケアを受けた経験は、あまりないのではないでしょうか？

おなかのケアは、その高い価値の割に、注目されていないように思います。僕は職業柄、膨大な数の治療院を巡ってきましたが、おなかをきちんと診て手当してくれるところは、滅多にありません。これは、もったいない盲点であり、逆に、チャンスでもあります。

なぜなら、**色々な健康法で効果がなかった症状でも、おなかをケアすることで、改善する余地がまだまだあるはず！**と言えるからです。詳しくはこれからお伝えしていきますが、おなかに秘められたポテンシャルは、それほど大きいのです。

要するに、健康（カラダの調子）も、能力（頭の調子）も、魅力（美容）も、おなかが不調だと、全然発揮されません。ちょっと想像しただけでも、「だるくて、無気力で、頭が重くて、腰痛を感じているあなた」と、「そういう不調がないあなた」では、比較をするのもバカらしいぐらい、仕事の効率が違うはずです。おなかの調子が良ければ、あなたの**実力の「発揮率（％）」**がハネ上がるのです。

心が落ち着き、やる気が安定、言葉に重みが生まれ、頭は軽快、目には力が宿り、イライラもクヨクヨもせず、発想が柔軟で、表情が明るく、フットワークは軽い……。持ち腐れていた宝物が、その輝きを取り戻すイメージです。その実力発揮率の差は、2倍以上と言っても、過言ではありません。

もしも、**3LDKの家を持っているのに、そのうちの1部屋とリビングがゴミで埋まって使えないとしたら、絶対に放置しないですよね？**　そんなバカげた状態はありません。でも、おなかの不調を放置するもったいなさは、それと同じぐらい重大なのです。快適性の低下、機能不全、余裕が持てない、見た目の悪さ、悪臭……。数え上げたら、キリがありません。

だからこそ、この本を通して、おなかのケアを身につけて欲しいと思います。ほとんどの深刻な病気はおなかに生じるものですから、病気の予防にももちろん有効です。大げさでなく、一生役に立つものだと信じて、この本を書きました。

とはいえ、**実際にやるべきことはとても簡単です。**小学生でもすぐできるぐらい、シンプルです。早速試してみたい方は、第3章「おなかのストレス（内臓疲労）を消す、おなかもみ上げ」を先にチェックしてみて下さい。

この本を手に取ってくださったあなたが、おなかとの上手な付き合い方を身につけて、今以上の健康、今以上の快適な生活を味わえる一助となることを願います。

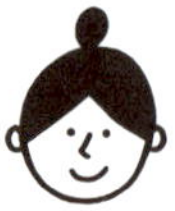

健康格言1 **腹がすわっている人の人生は、安定していて強い。**

健康にも、法則は存在します。実は、**脳や心、カラダは、非常に性格が似ています。**そのため、健康にはもちろん、仕事や生活に役立つ部分もあるのではと思います。各項の終わりに、内容をまとめた「健康格言」として紹介していきます。

目次

第1章　だるい、ぶよぶよ、イライラ…実はおなかが原因です！

第2章 誤解だらけの健康法と、リアルに効果が出る改善策

第3章 おなかのストレス（内臓疲労）を消す、おなかもみ上げ

第4章　全身の調子がもっと上がる、3つのケア

第5章 おなかに疲れをためない、効率3倍の予防術

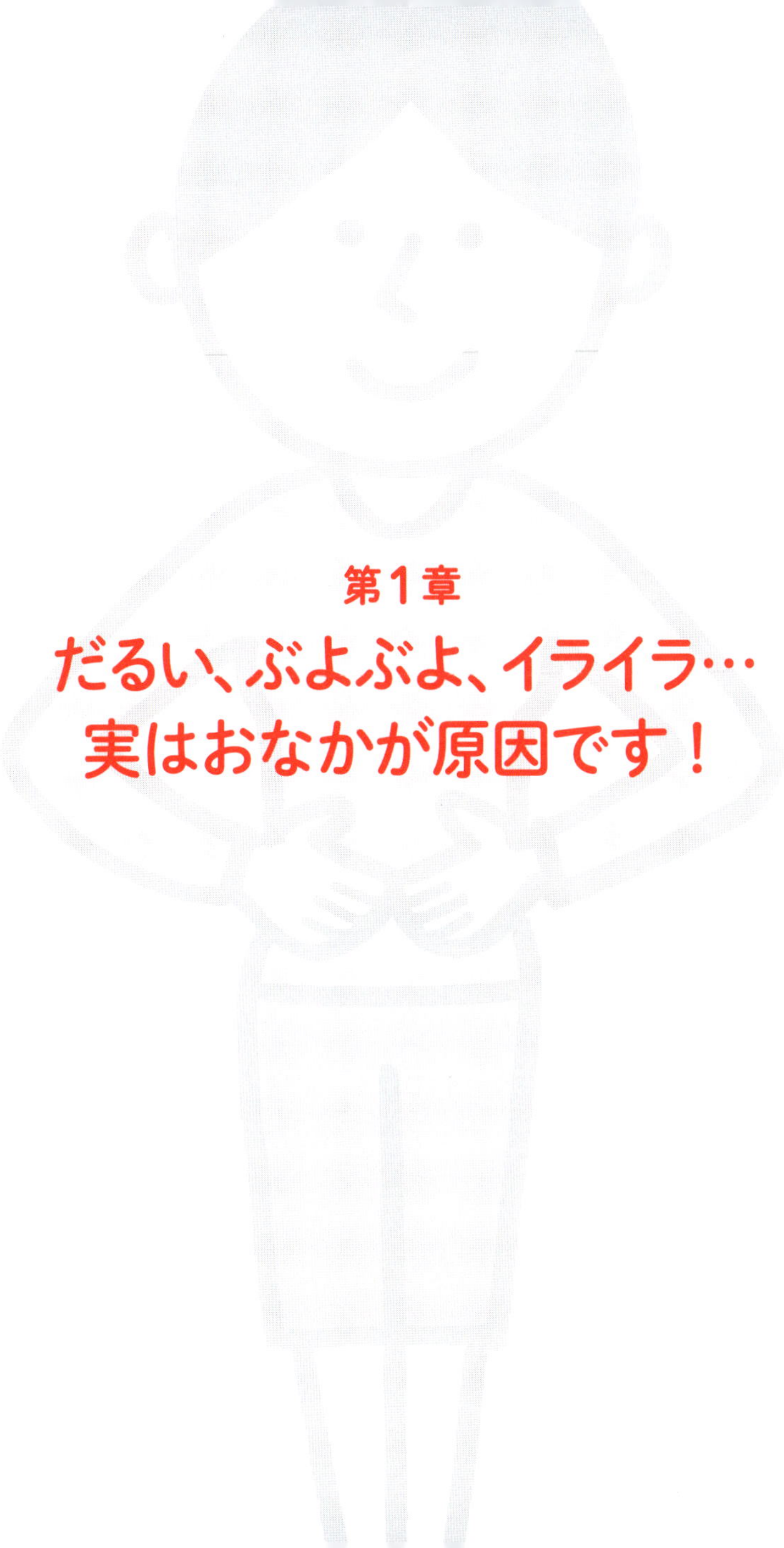

第1章
だるい、ぶよぶよ、イライラ…実はおなかが原因です！

なぜ、90％以上の人がおなかに問題を抱えているのか？

まず、軽いチェックから始めましょう。当てはまるものを、チェックしてみて下さい。

□1　「重だるい感じ」の首こり、肩こり、腰痛がいつもある。
□2　昔より太りやすく、痩せにくくなった。または、すでにメタボに近い。
□3　おなかが張りやすい（触ると硬い、膨満感になりやすい、体重より太って見える）。
□4　ちょっとしたこと（油もの、お酒、大事な本番前など）で、下痢になる。
□5　便秘気味である（便が硬い。または、薬を飲まないとスムーズに便が出ない）。
□6　むくみがひどい（脚、顔、おなか、腕など）。
□7　寝起きの体調が悪い（特に首、肩、腰の重さやだるさ）。

当てはまるものは、ありましたか？　これらは、**内臓が疲れている人に共通する、代表的な症状です。**２つ３つチェックが付いてしまう人も、多いかもしれません。

そんなあなたにこそ、ぜひこの本を役立てて欲しいと思います。その不調は、放置するべきではありません。深刻な体調不良や、病気に発展するリスクがあるからです。また、逆に言えば、早いうちにケアをしておくメリットは、計り知れないほど大きいのです。

現代は、おなかへのストレスに満ちあふれた時代です。**実際、僕の整体院に来る人の９割は、おなかに問題を抱えています。**もちろんその問題は、痛みやこりに深く関わっています。そして深刻なことに、そもそもおなかに問題があると気づいている人は非常に少ない上、自分の症状の原因がおなかにあるとわかっている人にいたっては、ゼロに近いのです。

いつだって本当に深刻な問題は、見えないところからすり寄ってきます。脅すわけではありませんが、事実、気づいたときには、対処が大変な状況になっています。カラダの問題や病気も、同じことです。

あなたの身近にも、急な病気や入院を経験した人など、いくらでもいるでしょう。言い方を変えれば、「見えないからこそ深刻な問題」なのです。

例えば、誰もが避けられないストレス源（または有害物）が、身の回りに無数にあります。食べ物に残っている農薬、添加物、アルコール、カフェイン、たばこ、汚染された空気、乾燥、湿気、冷え。さらに、怒り、悲しみ、心配、不安、後悔、といった感情的な負担も、日々の生活の中に満ちあふれています。

「腹におさめる」という日本語が暗示する通り、実は、これらすべてのストレスを受け止めてくれているのが、おなか（内臓）なのです。こうやって書き並べてみると、「確かに、自分にも当てはまるなぁ……」というものが、多いのではないでしょうか。

しかし、普段は意識さえしていないのが当たり前です。だからこそ、90％もの人が、おなかに問題を抱えたまま気づかずにいるのです。

しかし、希望はあります。**入り口があるのだから、出口は必ず存在するのです。**これは、東洋医学の格言です。

大切なことは、早めに見えるようにしておくことです。見えない敵と戦うのは大変ですが、姿が見えてしまえば、戦いやすくなります。当然恐怖も減るし、弱点もわかるし、対応がしやすくなるのです。

敵の正体や手口がよく見えた戦いというのは、後出しジャンケンみたいなものですから、負けるわけがありません。相手は強敵ですから、これくらいのテクニックは必要なのです。

健康の問題のほとんどは、早く気づいた者勝ちです。意識なんてしなくても、ストレスだらけの現代です。敵（健康リスク）はそこら中にいます。

そんな今だからこそ、この本を通じ、健康問題に後出しジャンケンで圧勝する方法を、ぜひ手に入れて下さい。きっと、あなたの生きやすさは倍増するはずです。

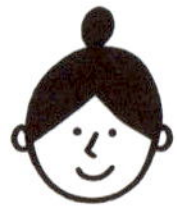

健康格言2

健康リスクが多い現代だが、早く把握しさえすれば、圧勝できる。

恐ろしい…何をしても痩せない人のメタボ4大法則

「最近、食べる量を減らしても、体重がぜんぜん減らないんです……」

30歳を過ぎると、男女を問わず、こんな悩みを抱えた人が急増します。理由は、「基礎代謝（≒脂肪を燃やす力）」が落ちるからだと、一般的には言われています。

しかし、その原因となると、少し曖昧なところがあります。よく挙げられるのは運動不足ですが、**運動をはじめた人が順調に痩せるかというと、そうとも限りません。**運動をしているのに痩せないという人も、たくさんいます。

実は、何をしても痩せない人には、法則があるのです。その法則は、運動不足やカロリー摂取量よりも、強い影響力を持っています。ダイエットにとっても、健康にとっても、とても大切な要素ですから、ぜひ知っておきましょう。

【メタボ４大法則】

1　消化系の調子が悪い（特に胃腸、肝臓、胆のう）
2　むくみや冷えがひどい
3　リンパ節が詰まっている（特に股関節にある、鼠径リンパ）
4　血行が悪い

そして、これらの４つの要素は、互いに関係し合っています。その悪魔のような仕組みが、どうなっているかというと……

▼リンパ節が詰まる→▼ゴミ（老廃物）がたまってむくむ→▼血行が悪くなる→▼体温を運べないために冷える→▼**カラダの冷えを防ぐために、脂肪をつけようと脳が判断し始める**＆▼血行不良と冷えのために、内臓機能が落ちる→▼消化能力が落ちる→▼栄養吸収力も、脂肪を溶かす力も落ちる→▼食欲が異常になり、脂肪も付きやすくなる→▼当然太りやすくなる→▼太ると、さらにリンパ節が詰まりやすくなる→▼振り出しに戻って再スタート。

というように、負のループが相乗効果的に重なっているのです。とても怖いですね。

この連鎖を止めない限り、ダイエットの成功が非常に難しいのは、簡単にイメージできることでしょう。食事を多少コントロールするぐらいでは、痩せないのは当然なのです。

しかし、裏を返せば、**この連鎖を絶ち、メタボの法則を脱出することこそが、確実に痩せるための最短ルートなのです。**ビュンビュン吹き付ける向かい風の中で、もがくのはやめましょう。温かい追い風に後押しされてこそ、目的地にスムーズに近づけるというものです。

おなかのケアが必須かつ有効な理由は、ここにもあります。おなかのケアには、消化のケアはもちろん、むくみや冷えの対策、リンパ節のケア、血行の改善まで、メタボの法則を乗り越えるのに必要な要素が、すべて含まれています。

これから紹介するおなかのケア、「おなかもみ上げ」は、いつでも無料でできます。高額なダイエット商品に投資する前に、ぜひトライしてみて下さい。

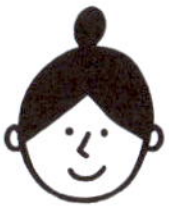

健康格言３

「痩せる材料」を探す前に、「痩せない理由」をクリアすべし。

肩こり・腰痛・疲れがとれない人の5つの共通点

「マッサージでも、整体でも、はりでも、痛みと疲れがとれなかったんです……」

この言葉に共感する人は、少なくないのではないでしょうか。あるいは、疲れが軽くなるのもせいぜい1日〜数日ぐらいで、すぐに元に戻ってしまうという人も入れると、もっと多くなることでしょう（そんなことはない、という人は、良い先生に恵まれています。大切にしましょう）。

では、なぜ、肩こり、腰痛は繰り返し、疲れは抜けていかないのでしょうか？　一方で注目すべきことは、「整体に行って以来、肩こりも腰痛も再発していない」という人も、けっこうな割合で存在することです。ここにある圧倒的な差は、何でしょうか？

実はこの差の正体こそが、体調を回復・維持するための絶対条件なのです。この条件を守るか守らないかが、症状が再発しない人と、いつまでも再発する人の決定的な違いなのです。

ズバリ、この絶対条件は、５つあります。

1　姿勢が良い（少なくとも、悪くない）。

2　体液（血行、リンパなど）の巡りが良い。

3　疲れの出口（リンパ節）が開いている。

4　おなかが柔らかい（内臓の状態が良い）。

5　睡眠の質が確保できている。

これらが満たせていれば、症状はほとんど再発しません。ちょっと出てきても、寝ていれば勝手に治ります。カラダが治してくれるのです。

逆に条件が満たせていない場合、特に3つ以上問題があると、**症状はすぐに元に戻ってしまいます。**なぜ、これらの条件がそんなに大事なのかも、知っておきましょう。

1 **姿勢が良いだけで力の効率が良くなり、呼吸も深くなる。そのため、疲労は半分以下になる。**

2 **血行が良いと、疲れを回収し、薬や鎮痛剤を巡らせる。また、抵抗力をつけ、全身を温めてくれる。**

3 **出口が開いているからこそ、疲労を捨てられる。閉じていれば、疲労は戻ってしまう。**

4 **内臓の状態が良いからこそ、栄養（修理素材）を使ってカラダを調節し、治すことができる。**

5 **睡眠が最低限あるからこそ、全体の修理を行う内臓が、活発に働ける。**

こういう仕組みがあって、カラダは良い状態に保たれています。細かいことはもっとたくさんありますが、ほとんどの重要な要素は、この５つの条件を満たすことでカバーされます。

ただ、

「こんな難しい条件を満たせるんだったら、そもそも苦労しないでしょ？」

と、感じる方もいると思います。パソコンをすれば姿勢が崩れがちになり、睡眠も十分に取れないぐらい多忙な人も多いでしょう。それは、かつてベンチャー企業で営業マンをしていた僕にも、よくわかります。

しかし、だからこそ、「おなかもみ上げ」をオススメしたいのです。実は**おなかもみ上げをしていると、これらの５つの絶対条件を、すべてカバーできるのです。**姿勢と巡りが良くなり、ゴミ（疲労）捨てがスムーズになり、内臓が回復し、睡眠の質が上がっていきます。

こんなに便利な一石五鳥（以上）のケアが、場所を選ばずにできます。時間は、1分あればOKです。おいしい話でしょう？

人生の鍵を握る、健康。あなたは、次のどちらを選ぶでしょうか。

上りのエスカレーターで、余裕たっぷりに上昇して生きる。
下りのエスカレーターで、ヘトヘトになりながら逆走して生きる。

この本を読んで下さっているあなたには、ぜひ、上りの高速エスカレーターに乗り換えてもらいたいと思います。それによって生まれる余裕の分、いろんなことが、うまく運びやすくなります（この回復に関わる仕組みは、第2章「おなかのケアで全身の調子が上がる5つの理由」（52ページ）で、もう一歩深く解説しています）。

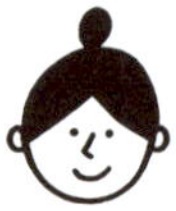

健康格言4

継続してうまくいく人は必ず、うまくいく条件を知っている。

イライラしやすい人は、本当にハラが立っている

「すぐ頭に来ちゃうのは、おなかがすわっていないからです」

ある整体の先生の、格言です。怒りを感じることを「頭に来た！」と言いますが、具体的に**何が頭に来る（集まり過ぎる）のかというと、血と意識です。**アニメなどでも、怒っている人の顔を、真っ赤っかに表現したりしますね。あれはわかりやすい例で、実際に、「頭に血が上っている」のです。

「顔、赤いよ？」と言われると、意識してしまってもっと赤くなり、しまいには火照ってきた……という経験、ありませんか？　あれは、意識が向いたところに血が集まるという生理現象です。こんな風に、血は意識が行き「過ぎ」ているところに、集まり「過ぎ」てしまう性質を持っています。

頭に血が上っている人は、意識が上に行き過ぎています。こんなとき、胸やおなかの上の方（上腹部・鳩尾）がパンパンに硬くなって、実際に「ハラが立っている」のです。

「頭」「胸」「おなか（上腹部）」、それぞれの場所の血がたまって、風船みたいにパンパンの状態だから、当然、敏感になります。そんなカラダでいるから、「頭に来やすい」し、「（胸が）ムカつきやすい」「ハラが立ちやすい」わけです。**こういうアンバランスな血行の状態を、「血迷っている」と言います。**日本語って、ホントに精妙ですね。

当たり前ですが、血迷っていると、良い判断はできません。一緒にいる相手に優しくできないだけでなく、自分にも優しくできません。だから、人生の舵取りを正常化するためにも、一刻も早く、上がり過ぎた血と意識を下げる（＝「落ち」着ける）必要があります。その落ち着けどころがどこかというと、他でもない、下の方のおなか（下腹部）なのです。

「腹がすわっている」「腹を決める」「腰が入った仕事」「腰を落ち着ける」「ガッツ（＝内臓）がある」など、これらはすべて、おなかの状態が良い人の特長です。心の構造上、「落ち着きながら怒る」ということはできないので（竹中直人さん以外）、おなかが落ち着いていれば、イライラせず、安定していられるわけです。

つまり大切なのは、カラダ（特におなかの状態）が、心の状態を左右するということです。もっと言えば、おなかの状態を変えることで、心理状態を自然に、安定して強い状態に変えていくことができるわけです。これも、おなかケアをオススメしたい大きな理由のひとつです。

このすぐ後の項に、詳しいチェックテストがあります。あなたが今、本当のあなたでいるのか、（程度の差はあれ）本来ではないあなたでいるのかが、わかります。

現在地がわからないから、迷子になるのです。でも、現在地がわかれば、地図と自信を持って、目的地に向かうことができます。

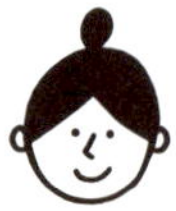

健康格言5

自分らしさを取り戻したいなら、頭に上った血をおなかに下ろしなさい。

おなかが張るのは、黄色信号!?【健康度チェックテスト】

「あらゆる問題解決の確実な1歩目は、現状把握である」

これはもちろん、健康にも言えることです。次のチェックテストを試してみて、あなたのおなかの疲れ具合を見てみましょう。

一部はこの章の冒頭でも紹介しましたが、今回はさらに具体的に診ていきます。では早速、回復の1歩目を、踏み出しましょう！　生活習慣ではなく、実際に症状として表れているものをチェックするので、より有効なテストになっています。

【おなかの健康度チェックテスト】

※チェックテストは、全部で20個です。合計1分ぐらいを目安にやってみましょう。

（カラダに出る兆候）

□「重だるい感じ」の首こり、肩こり、腰痛がいつもある。
□昔より太りやすく、痩せにくくなった。または、すでにメタボに近い。
□むくみがひどい（脚、顔、おなか、腕など）。
□目が赤かったり、熱い感じがすることがある。
□よく鼻が詰まる。
□昔と比べて疲れやすく、足腰に頼りない感じがある。または、転びやすくなった。
□息切れしやすく、不整脈や動悸が出ることもある。

（おなかに出る兆候）

□おなかが張りやすい（触ると硬い、膨満感になりやすい、体重より太って見える）。
□ちょっとしたこと（油もの、お酒、大事な本番前など）で、下痢になる。

□胃がもたれやすい。
□便秘気味である（便が硬い。または、薬を飲まないとスムーズに便が出ない）。
□おなか全体をじんわり押さえつけていくと、ドクドク脈打つ、硬い、痛いなどといったところがある。
□食欲にムラがある（強いときと弱いときの差が大きい）。
□鳩尾あたりが他の場所よりも硬く、押さえつけると、苦しい感じや痛みがある。

（その他の兆候）

□寝起きの体調が悪い（特に首、肩、腰の重さやだるさ）。
□寝ても疲れが取れにくい。
□十分寝ているのに（7時間以上）、日中に眠気がある。
□冷え、火照り、または両方を感じることがある。
□呼吸が浅い。または、しにくいときがある。
□トイレが近い。または、遠い。または、夜中にトイレに起きることがある。
（1日4〜5回ぐらいが平均とされています）

以上、20個です。チェックは、何個付きましたか？

驚くほど広範囲ですが、どれもがおなかの不調から起こる症状です。あなたの状態がどんなものか、次の基準を参考に、把握しておきましょう。

【判定基準】

1　0～3個：青信号。今の生活の基本を大切にして下さい。
2　4～10個：黄色信号。疲れの蓄積があるので、ぜひケアしてあげて下さい。
3　11～20個：赤信号。ケアを毎日行い、可能な範囲で生活習慣を見直しましょう。

といっても、ケアは1分からでも十分できます。あなた自身のために、寝る前に1分だけ、時間をとってあげて下さい。

また、赤信号だった人は、生活習慣がかなりストレスに満ちている可能性が高いです。第5章で、生活の中のストレスを減らす具体策を紹介しますので、あわせて参考にして下さい。時間や手間がかからず、やりやすいものがほとんどです。

さあ、これであなたは、現在地を知ることができました。**今後は、「おなかもみ上げ」を試していく中で、このチェック数が減っていく（＝健康度が上がっていく）のを、楽しんでいきましょう。**健康に、自然に、本来の実力が表れる方向に進んでいけます。

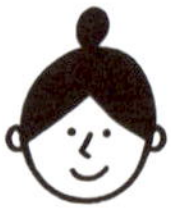

健康格言6

現在地（今の健康度）を知って初めて、地図（健康法）が役立つ！

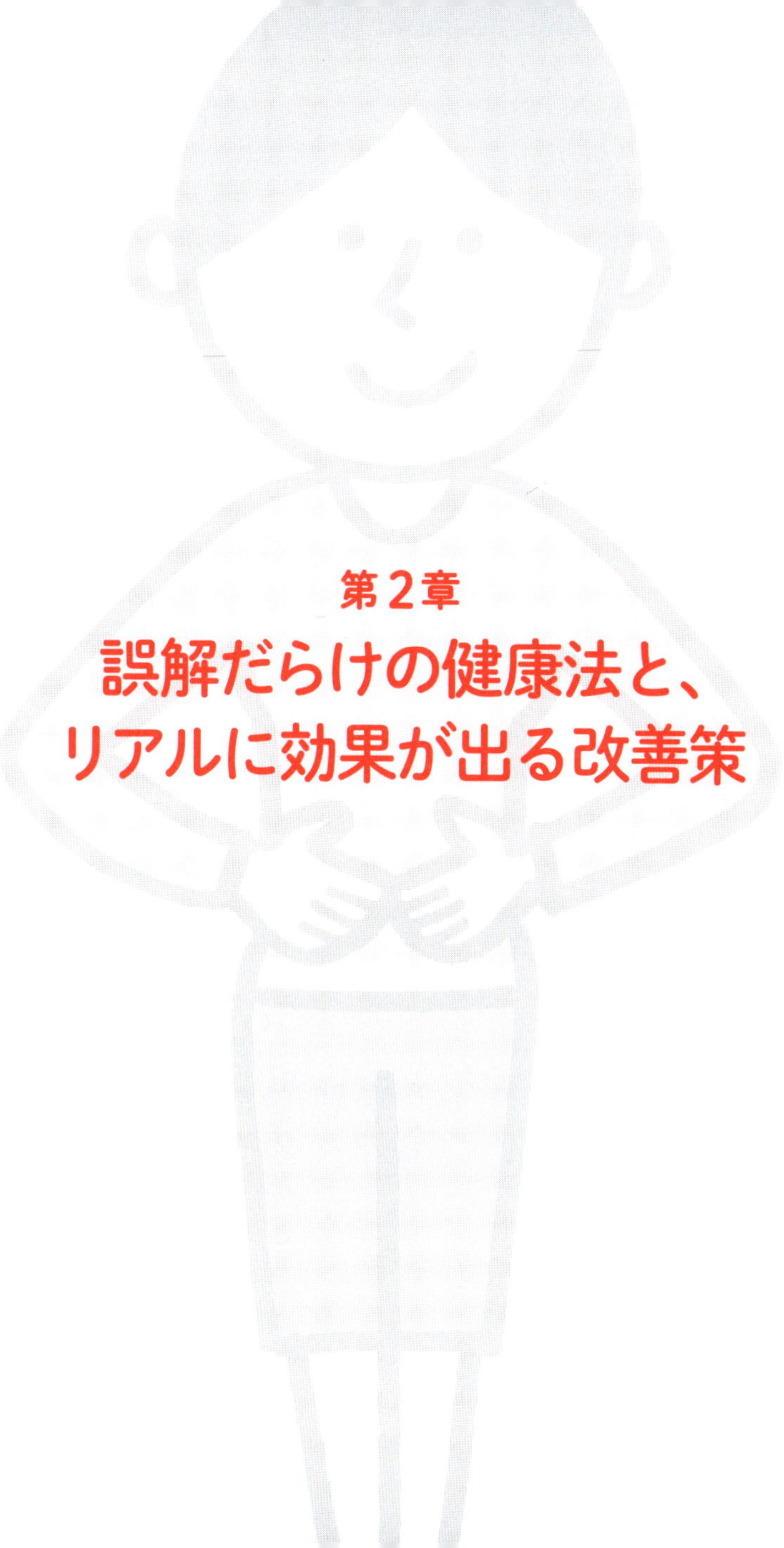

第2章

誤解だらけの健康法と、リアルに効果が出る改善策

痛みから自由になりたいなら、筋トレをやめなさい！

「筋トレで痛みから自由になったケースは、10％にも満たない」

こんなことを言うと、意外に思われるかもしれません。テレビなどでもよく、「腰痛を治すためには、腹筋をつけなさい！」などといって、お医者さんやトレーナー（の一部）が、筋トレを勧めたりしています。でも、実績を見れば、この有効性の低さは明らかです。むしろこれは、ぜひ解いておきたい誤解の代表格なのです。

筋トレで痛みが減るなら、素晴らしい筋肉バランスのスポーツマンが、腰痛に悩んで、僕の整体院に来るのはなぜでしょうか？　逆に、ヒョロヒョロ体型のデスクワーカーさんが、腰痛にも肩こりにも無縁だったりするのは、どうしてでしょうか？　筋トレなど一切しない痩せ型の女性が、僕の整体院でたった1回の施術を受けるだけで、重い腰痛から解放される理由は、何でしょうか？

僕はどのケースも多数診てきましたが、答えは簡単です。

筋肉量は、痛みにあまり関係がない。

これに尽きます。むしろ、筋トレ（＝筋肉量を増やそうとすること）は、リスクになることも多々あります。

「骨折で入院中のトレーニングが、少しでも有効だと思いますか？」

というのが口癖の、腕の良いスポーツトレーナーがいます。これはまったくその通りで、ケガ人なんだから、鍛えることより、まずは治すことが優先なのです。こう考えてみると、当たり前のことですね。

こりがひどい、腰痛がひどい……という人の筋肉は、ケガをしているか、またはバランスが大きく崩れています。そんな悪い状態を放置しながら、さらに負荷をかける

（筋トレをする）のは、ケガ人の、それもケガをしている部分に、ムチを打つようなものなのです。

質の良い筋肉が付きにくいだけでなく、バランスが悪化していくリスクさえあります。例えるなら、**土台のバランスが崩れている積み木**みたいなものなので、高く積み上げれば積み上げるほど、全体のゆがみは増していくわけです。

それでは痛みが減るどころか、全身に負担が広がっていく原因にもなります。ボディービルダーの体がガタガタなことが多いのは、そのためです。

だから大切なことは、まず、筋肉のバランスや状態を整えることです。むしろ、鍛えなくても、整えるだけで痛みがなくなることの方が、はるかに多いのです。大切なことは、筋肉量ではなく、筋肉の質、もっと言えば、**筋力の発揮率**なのです。

ここで、思い出してみて下さい。

「法事などでずっと正座をしていたら、脚がしびれてしまって力が入らない……」

という経験が、ありますよね。まさに、アレです。

こりや痛みなどの問題がある筋肉は、ほぼ例外なく、血行不良（＝酸欠）になっているので、正座後のしびれ状態と似たようなものです。その機能低下が、痛みやこりといった問題の本質なので、解決の本質は、量ではなく質、つまり機能性（＝発揮率）の改善の方なのです。

だから、最近のストレッチブームが起きたのだと思います。ストレッチは、筋トレよりよほど、筋肉のバランスや質の改善に役立つので、効果を実感しやすいはずです。

ただ、ここで大切なことは、葉っぱが枯れそうなときに、葉に水をかけるだけでは解決しないということです。**水や肥料をあげるなら、むしろ根っこにあげるべきです。**

こりや痛みが起きるのは筋肉ですが、筋肉だけでなく、根っこ（＝おなか）のケアをして、水源、栄養源といった芯からのケアをすることが、より重要なのです。そうすると、隅々まで、血液と栄養が行き渡ります。これはちょうど、正座後のしびれとは逆の状態です。

筋肉は目を覚まし、量は変わらないのに、筋力の発揮率が上がり、強くなるため、こりや痛みが減っていきます。不思議に思うかもしれませんが、僕の整体院では毎日起きている、当たり前の光景です。

この本を通して、あなたも実際に、この面白さを体験することができます。「おなかもみ上げ」の前後に、おなかの筋力をチェックできる遊びを用意しました（86ページ）。

これで、ビフォー・アフター（やる前・やった後）の違いをぜひ、楽しんでみて下さい。ここで説明したこととの重要性が、カラダで実感できると思います。

忘れないでほしいことは、ケガ人に必要なのは、ムチでなく、まずはアメということです。これはカラダだけでなく、もちろん、心についても言える原則です。

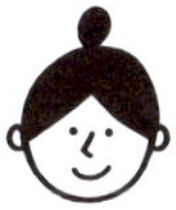

健康格言7　大切なのは量ではなく、質。つまり、発揮率である。

メタボを何とかしたいなら、食より先におなかを変えなさい！

ダイエットを成功させたいなら、本能との戦いを避けるべきです。ストレスが大食いにつながることは、感覚的に理解しやすいと思います。「食べなきゃ、やってらんないよ！」というよくあるセリフが、わかりやすい例ですね。

おいしいものを食べるだけで、たいていの人は幸せを感じられます。人間の3大欲求のひとつを強力に満たせるので、満たされない思いがあるときの策として、やけ食いほど手軽なものはありません。

3大欲求の中でも、もっとも満たしやすいのが食欲です。ストレスがあればあるほど食べたくなるのは、現代のメタボ社会を成立させている、主な原因と言えるでしょう。

ストレスが過食につながるメカニズムには、他にも本能的な要素があります。

1　ストレスの反動で、食欲を満たすことで、心を満たそうとしてしまう（前述の通りです）。

2　**ストレス状態で、身も心も張り詰めている（＝「戦うスイッチ（交感神経）」が優位）ので、食べることにより、休むスイッチ（副交感神経）をオン（優位）にしようとしてしまう。**

3　ストレス状態で内臓機能が落ち、栄養がきちんと吸収できていないため、摂取量を増やして、カバーしようとしてしまう。

という３点です。

こうして見てみると、**本能と戦った場合、勝ち目が最初っから薄いのが、よくわかりますね。**３つもちゃんとした理由があって、本能が「食べなきゃ！」と判断しているので、意志（理性）の力で、「それでも食べちゃダメだ！」と抵抗するのは、とても難しいのです。

これを継続してできるのは、限られた人だけです。だから、ダイエットは長続きしないわけです。

ただ、逆に言えば、**この３つの本能の壁を突破できれば、ダイエットは飛躍的に簡単になってきます。**そして、ここで再び注目したいのが、やはり、おなかのケアです。

おなかもみ上げによって、メタボの４大法則を脱出することができ、痩せやすくなることはすでにお伝えしましたね（第１章「恐ろしい…何をしても痩せない人のメタボ4大法則／16ページ」）。実はこれに加えて、おなかもみ上げには、過剰になりやすい本能（の反応）を抑えてくれる効果もあるのです。

前述の３つの本能の壁を、それぞれどのように突破してくれるかというと、

1　ストレスの多くはおなかにたまるので、おなかケアが直接ストレスを減らしてくれる。

2　自律神経のケアも含まれるため、自然に副交感神経（＝休むスイッチ）がオンになり、この目的で食べる必要がなくなる。

3　**内臓機能が向上し、栄養の吸収効率も上がるため、摂取量が少なくても大丈夫になる。**

といった具合です。

こういった条件を満たす意味でも、「おなかもみ上げ」には、いろんな工夫がされ

ています。自律神経の中枢ケアが入っていること、内臓下垂を戻す動きがあること、ストレス系のツボ刺激が取り入れられていること、などです。

というわけで、おなかもみ上げの隠れた利用法として、「食べちゃいけないのに、食べたくなった……（涙）こんなときこそ、おなかもみ上げだ！」というオプションにしておくことを、強くオススメします。食べたくなったら、とりあえずおなかケアを先にやるのです。

そうすると、**「何となく食欲が落ち着いて食べずに済んじゃった！」**というケースが出てきます。僕も実際、ずいぶんダイエットの助けになりました。

本能とは、仲良くつきあうべきです。勝てない勝負ですし、たとえ無理をして勝ったとしても、強い忍耐が必要なため、ストレスはさらに強まります。

そのたまったストレスは、別の形で害を成します。厳しいダイエットを経た人に、特有の影（暗さ）があったり、激しいリバウンドに陥ってしまう傾向があるのは、こういった理由からだと、僕は思います。

本能の「本音」は、「食べなさい！」ではなく、「心とカラダのバランスを取り戻しなさい」なのです。**ダイエットにおなかもみ上げを利用することは、本能を敵ではなく、味方にすることを意味します。**

生きていく中で、自分自身に争い（葛藤）があることほど、疲れることはありません。また逆に、自分の中が一致団結しているほど心強いことも、なかなかありません。

健康も、ダイエットも（実は仕事や人間関係さえも）、自分の中のチーム力（連動性）が高い方が、はるかに有利です。ぜひ、おなかもみ上げを通し、本能の協力を得て生きていきましょう。

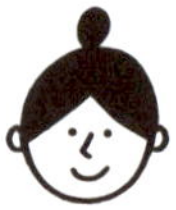

健康格言8

強力な相手は、敵ではなく味方にすべし。ダイエットでも、それは鉄則。

ストレスを減らすより、溶かせるおなかに戻しなさい！

「肝臓の、現代における最大の仕事は、ストレスの浄化かもしれない」

「酒飲みはけんかっ早い」という、定説があります。実は、これにはそれなりの根拠があって、**すべての疲労・ストレスを浄化（分解）するのは、肝臓の役割なのです。**

多くのお酒（アルコール）は強力な異物なので、お酒を飲んだとき、肝臓はこの異物の解毒・分解に、かかりっきりになってしまいます。普段の仕事よりも、侵入者の対応を優先するのは、自然なことですね。そのため、疲労やストレスの浄化能力が落ち、イライラしやすい状態になるのです。

また、血液を解毒して質を良くしたり、血液の量を調節したりする機能も、肝臓にはあります。アルコールにかかりっきりになっていると、この機能も落ちてしまうので、血液のバランスが悪くなります。

この、血液のバランスが悪くなることを「血迷う」と言いますが、お酒による興奮状態も伴って、**迷った血液が向かう先は、頭です。**つまり、「頭に血が上った状態」になります。

これもまた、イライラしやすい原因にもなります。お酒をたくさん飲む人の頭は、実際に大きくむくんでいます。特に、右耳の上が腫れたり、硬くなったりしています。気になる人は、左側と比べたり、他の人と比べたりしてみましょう。痛い場合は、要注意です。

これが、ストレスを溶かせないおなかです。イライラしやすく、カッとなりやすく、判断力が低下します。一時的なものであればまだマシですが、お酒を飲む頻度が高くなればなるほど、この傾向は定着してしまうのです。

あなたの肝臓が元気であれば、この逆のことが起きます。疲労は残らず、ストレスには強く、イライラすることが少なく、判断は冷静に行われる……といった具合です。

ただ、肝臓が疲れる大きな原因にお酒があるとはいえ、他にも重要な要因がります。食べ過ぎや、辛い物の取り過ぎなどです。詳しくは第5章の「意外と知らない、ストレスの5大原因と10の対策」（130ページ）で解説しますが、ここでは、肝臓が元気であればストレスに強くなるということを、抑えておきましょう。

またもう1点、**呼吸が深い人はストレスに強いという法則もあります。**その重要な理由として、

・呼吸で使われる横隔膜が柔らかくなるため、横隔膜と関連の深い自律神経が安定すること
・空気（≒気）の巡りが良いので、気分（気の状態）の入れ替えがスムーズに行われること

・脳にも栄養となる酸素がたっぷり行き渡るために、判断力が高まること

が、挙げられます。そういった理由から、さまざまな呼吸法が注目され、関連書籍も多数出版されています。この本を読まれているあなたなら、試してみたことがあるかもしれませんね。

ただ、非常によく聞く悩みとして、「呼吸法をやっても、全然気持ち良くないんです」とか、「逆に苦しくなってしまいます」というものがあります。

なぜこんなことになってしまうかというと、**呼吸の準備（体勢）が整っていないからです。**そして呼吸の準備とは何かというと、おなかに弾力があることなのです。

あなたにも、「おなかがいっぱい過ぎて苦しい……」という体験が、きっとあると思います。あれは、おなかが大きく腫れてしまって弾力がないために、空気の出し入れに支障を来している状態なのです。

同じように、むくんでいたり腫れていたりと、おなかの状態が悪いときには、肺の動きがさまたげられ、深い呼吸ができません。動かない壁を無理に押すようなものなので、苦しくなることさえあります。

逆に、「トイレでガツンとおっきいのを出したら、スッキリした！」という体験も、あるのではないでしょうか。これは、おなかの弾力がある程度戻ることで、呼吸にも余裕（＝弾力）が戻った状態です。それが、スッキリ感につながっているのです。余裕というのは、弾力のことなんですね。

つまり、**ストレスに強くなるためには呼吸を深くすることが有効で、呼吸を深くするためには、おなかの弾力が必要というわけです。**だからこそ、おなかの弾力全般を整える「おなかもみ上げ」には、ストレス対策の効果が大きく秘められているのです。また、胃腸と横隔膜を直接ケアし、肺のツボも刺激するように作られています。

また、呼吸法を学ぶこととは違うメリットとして大きいのが、意識していないときの呼吸が「勝手に」深くなるという点です。学んだ呼吸法は、かなり長くやれば定着しますが、そこまでいける人は、ごく少数です。つまり意識して時間を取ったときだけ、深い呼吸ができるということです。

もちろん、それでもやるだけの価値は、十分にあります。ただ、おなかをケアすることで呼吸を深くする場合は、**意識も時間も関係なく、すべての呼吸、24時間の呼吸の質が、「自動的に」良くなってくれるのです。**

それは、「ストレスを感じたときは深呼吸しよう」という、事後対応的な使い方ではなく、自動的に深呼吸になっているから、そもそもイライラしにくいという、**予防法的な身につき方**を意味します。

武器を持ったときだけ強いのではなく、素手でも強い男の方が魅力的ですよね。それと同じです。もちろん、そういう人が武器を持ったら鬼に金棒です。

つまり、おなかをケアした上で呼吸法もやれば、その効果はさらに倍増することになります。この快適さを想像してみると、なかなか魅力的ですよね。

実はこの他にも様々な理由で、おなかのケアは、ストレスに強いあなたを作ってくれます。中には今話題の、腸をケアすることで出る幸せホルモン、セロトニンに強い効果がある、といったものもあります。

ストレスは生活をジャマするだけでなく、万病の元にもなります。ストレスを超効率的に防ぐためにも、ぜひおなかのケアを生活に取り入れましょう。

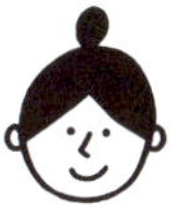

健康格言９

余裕は、弾力のある腹と、「天然（無意識）の深呼吸」から生まれる。

おなかのケアで全身の調子が上がる5つの理由

「カラダのど真ん中にあるのは、おなかである」

植物は、根っこが腐ると枯れていってしまいます。葉っぱをむしられたり、茎を曲げられたりすることがあっても持ち直せますが、根っこがやられてしまうと、致命的なダメージになります。なぜなら、土台の安定を作り、栄養を吸収しているのが、根っこだからです。

では、人間にとっての根っこって、どこでしょうか？これがまさに、おなかなのです。カラダの中心を土台として支え、栄養を吸収してくれているからです。

逆に言えば、どんなに栄養価の高いものを食べても、おなかの状態が悪ければ、ほとんど役に立ちません。**カラダへの効果は、栄養価よりむしろ、栄養価の吸収率で決**

まるからです。

また、骨格や筋肉がどれだけしっかりしていようと、おなかが安定していなければ、強い力は発揮できません。**カラダの強さは、エネルギー量よりむしろ、エネルギーの利用効率で決まるからです。**

これは武道やスポーツで考えれば、とてもわかりやすくなります。「腹に力を入れろ！」ということは、さかんに言われますね。

腹の安定＝腰の安定（腰の据わり）です。また、逆の例として、下痢がひどいとき、カラダに力が入りにくく、足元がフラつく……という経験をしたことがある人も、多いでしょう。これは腹の弱さが足腰に響く、というケースです。

実際におなかがしっかり安定するだけで、重いものを持つのも、ずいぶんとラクになります。例えば、踏ん張るときに「よいしょ！」と言いたくなるのが日本人ですが、実際にこのかけ声を発すると、おなかがキュッと締まり、力が出やすいのです。

お祭りで神輿をかつぐときの「わっしょい」にも、ハンマー投げの選手があげる叫び声にも、やはり同じ効果があります。腹に力がこもる発声によって、力を引き出しているのです。

人間も動物ですから、生命力や健康の原点は、「食べて、動くこと」。そして、このどちらにも関わる最重要の役割を担っているのが、他でもないおなかです。本質的なパワーの源が、ここにあるのです。

おなかの調子が整ってくると、5つの代表的な変化を体験することになります。これらは、第1章の「肩こり・腰痛・疲れがとれない人の5つの共通点」（20ページ）で紹介した、5つの回復の絶対条件に対応しています。

１　良い姿勢が取りやすくなる

姿勢をよく保つための重要な筋肉（姿勢筋）は、おなかに集中していて（腸腰筋、腹筋群など）、おなかもみ上げによってこれらが活性化します。

２　巡りがよくなる（血行・リンパ）

体中でもっともむくみやすいのは、実はおなかです。また、太い血管（腹大動脈）がむくみや詰まりで圧迫されるため、巡りがおなかで止まっていることが、非常に多いのです。おなかもみ上げで、**この「ダム」が開かれると同時に、血液の量と質を良くしてくれる、肝臓や腎臓が活性化する効果もあります。**

３　疲れの出口が開く

おなかもみ上げで鼠径リンパが、応用ワザの「膝立てパタパタ」で鎖骨リンパが、それぞれケアされることで、**疲れが出て行けるようになります。**

４　内臓の調子が上がる

重要なそれぞれの臓器の疲れ（緊張）をダイレクトにケアし、血行を促す効果があるため、**栄養吸収や解毒、ゴミ捨ての機能が上がり、全身の再生能力が上がります。**

5　睡眠の質が上がる

おなかがいっぱいで眠れないという状態の逆で、**おなかが軽くて巡りが良いと、セロトニン（幸せホルモン）がたくさん出て、睡眠は自然と深くなります。**また、おなかのケアには横隔膜（呼吸筋）のケアが含まれるため、呼吸が自然に深くなり、睡眠の質をさらに高めてくれます。

これら5つの変化の波及により、体温が良い状態に保たれ、免疫力が上がり、脳の調子が良くなり、基礎代謝が上がることで痩せやすくなり、新陳代謝が上がることで肌がきれいになり……という、いろいろな効果が表れてきます。

この項では、ここまでのおなかの基礎知識をまとめる形になりましたが、おなかのケア（特におなかもみ上げ）で全身の調子が上がるのは、このメカニズムのためです。

もちろん、**疲れにくく抵抗力も回復力も強いカラダは、病気を寄せ付けません。**また、たとえ病気になったとしても、その回復のスピードは段違いのものになります。

おなかのケアをオススメしたいのは、こんなにも「1粒でもはや10度ぐらいおいしい方法」だからです。そして、そのおいしさの理由も、根っこが良くなるのなら全体にいいのは当たり前、と考えれば、イメージしやすいと思います。

こういう仕組みを知っておくと、意識（イメージ）が変わるので、ケアをしたときの効果も上がるのです。

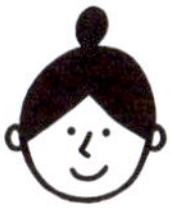

健康格言10　人間の根っこは、おなかである。

1日3分で、あなたの健康は変わる

「ほんのひとこと、『ありがとう』って言われるだけで、言われた人の態度は全然違うでしょう？」

家族や友達など周りの人へ、感謝やねぎらいの気持ちを伝えることの大切さ、逆にそれをしないことの恐ろしさ（！）を、よく耳にします。

ここで言いたいのは、周りの人へするのと同じように、「あなた自身のカラダに、感謝やねぎらいの気持ちを伝えていますか？」ということです。**24時間、あなたのために、決して裏切らず、休みもせず、ものすごい能力で、文句も言わず、健気に、一生働き続けてくれるのが、あなたのカラダです。**

改めて考えると、あのハチ公も真っ青の忠誠心……ちょっと泣けてきませんか？どんなに優秀な部下や召使いよりも、あなたの人生に貢献してくれているはずです。

そんなあなたのカラダを、ぜひねぎらってあげましょう。やり方は簡単です。**1日3分でも5分でも、カラダが喜ぶことをしてあげたらいいのです。**それだけであなたのカラダは、やる気も能力も、ずいぶんと高い状態を保ってくれます。そしてどうせなら、質の高いご褒美をあげましょう。

そこで、おすすめの方法を紹介します。次の中から、好きなものを選んで下さい。

1　まずはクイックに、中心から回復するケアをやりたい場合
↓「おなかもみ上げ」（77ページ）（所要時間：1〜2分）

2　中心ケアに加えて、首こりや肩こり（背骨）にも強く効かせたい場合
↓「おなかもみ上げ」（77ページ）＋「おなかくびれツイスト」（113ページ）（所要時間：2〜3分）

3　中心ケアに加えて、腰痛（腰の骨と骨盤）にも強く効かせたい場合（冷え・むくみにも◎）
↓「おなかもみ上げ」（77ページ）＋「ふくらはぎエレベーター」（98ページ）＋「膝立てパタパタ」（104ページ）（所要時間：3〜4分）

4　トータルで全体ケアをやりたい場合
↓「おなかもみ上げ」（77ページ）＋「ふくらはぎエレベーター」（98ページ）＋「膝立てパタパタ」（104ページ）＋「おなかくびれツイスト」（113ページ）（所要時間：4〜5分）

一番贅沢なセットでも、所要時間はわずか5分ぐらいです。また、使い勝手が良いように、仕事のスキマ時間（座った状態）でも、寝る直前（布団に仰向けの状態）でも、できるようになっています。

ちなみに、いつ行うのが1番良いかというと、湯船またはシャワーの後〜寝る前、です。やり過ぎるということはないので、1日に何セットやってもらっても構いません。ただ、4セット以降は、あまり効果が出ないはずです。

焦らず、毎日じんわり効かせる方が得策なので、1日1セットでも、十分です。食べ過ぎたときや、飲み過ぎた夜などは、特に効果的です。多少苦しさを感じると思いますが、弱め、優しめに、寝る前のケアとして行うと、翌日に大きな違いが出ます。

「あ、こんな風に変わるんだ！」という効果の確認方法は、各ケアの解説（77ページ以降）の中の、「チェックポイント」で紹介しています。面白いので、ケアと併せてお試し下さい。

ケアの直後にわかる効果（すぐ起きる変化）もありますが、**このケアでやはり注目して欲しいのは、中長期でぐいぐい効いてくる効果です。**これらのケアには、明日を変えるだけでなく、１年後、５年後、10年後を大きく変えていく影響力もあるのです。特にケアの対象がおなか（内臓）なので、主に筋肉を対象としている一般の健康法以上に大きいのは、病気を未然に防ぐ効果です。

ケアはできる限り工夫して、続けやすいように作りました。まずはこの本をお読みになった今日、試してみて下さい。そして、試した後の違いをチェックしてみて下さい。

違いが感じられたら、楽しくなって、続けやすくなります。そうしたら、３日続けて、やってみて欲しいのです。

初日との違いは、より大きくなっているはずです。それは少しずつの変化かもしれませんが、**生活全体の質をじわじわと底上げしていく、根っこが育っている証拠です。**

ぜひ、今のために、明日のために、5年後のために、継続して欲しいと思います。カラダへのご褒美は、本当は、あなた自身への何よりのご褒美になります。

本能が喜ぶことは、心の底からの幸せにつながります。実はそれは、お金や時間やチョコレートが手元になくても、今すぐ、自分に与えられるものだったりするのです。

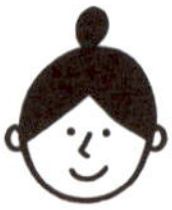

健康格言11

千里の道も一歩から。でも、おなかのケアの効力は、自転車級の加速装置になるはず。

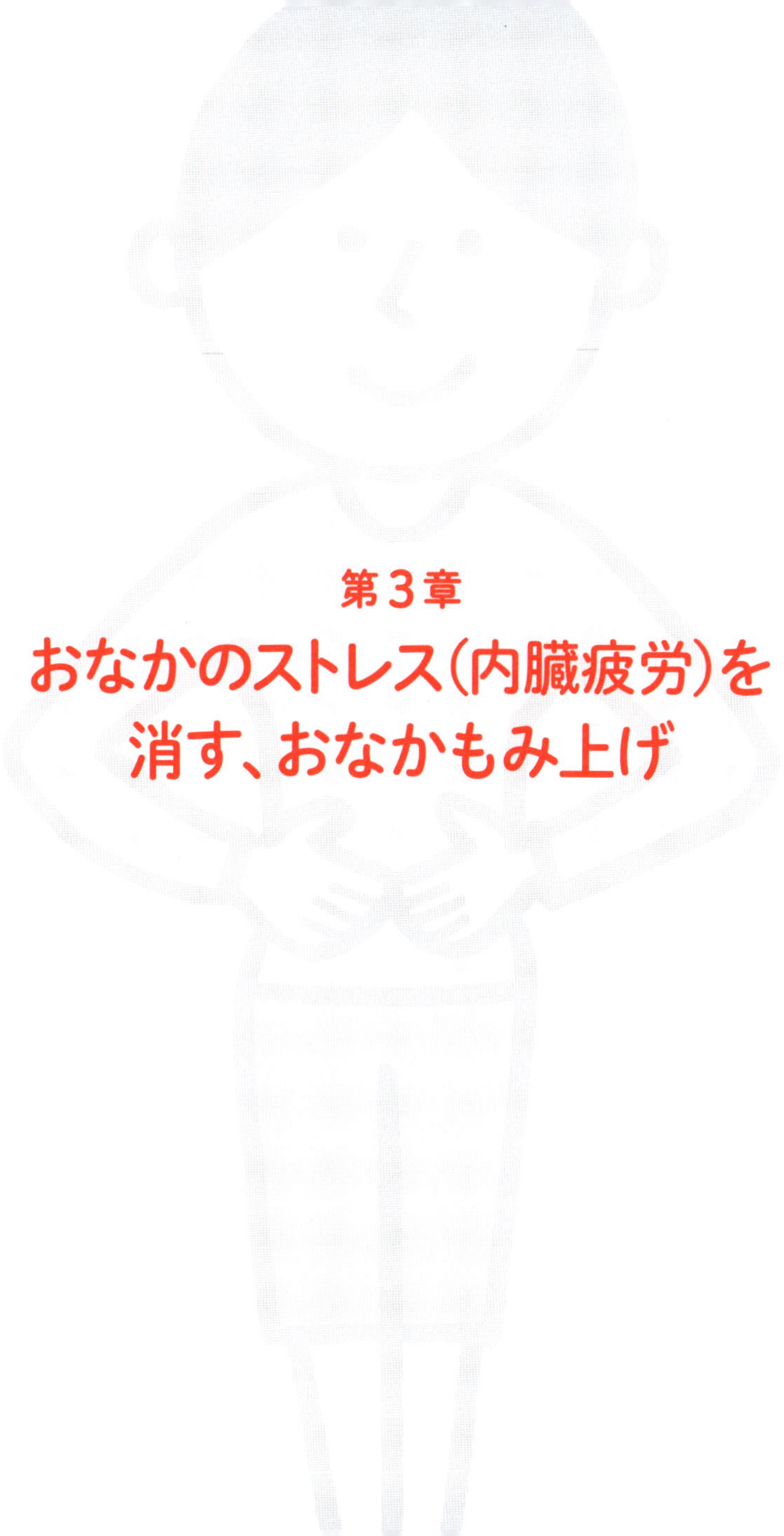

第3章

おなかのストレス(内臓疲労)を消す、おなかもみ上げ

内臓力が上がる！　痩せる！　おなかもみ上げ7つのメリット

「他人や環境がどう変わろうと、本人にその気がなければ、人間は変われない」

よく聞く言葉ですが、つまり、本人をその気にさせればいいということです。

唐突かも知れませんが、これは健康においても、決して無視できない話です。また、マッサージやストレッチなどの健康法とおなかもみ上げを分ける、最大の違いでもあります。

カラダは外（側）から変えようとするよりも、内（側）から変えようとする方が、はるかに効率が良いのです。

ここからは実践編として、おなかもみ上げの説明に入っていきます。まずは、おなかもみ上げのメリットをまとめてみましょう。

●おなかもみ上げ、7つのメリット

1　1日たった1～2分で、全身の回復力が上がる（カラダ、頭、おなか、すべての疲れに効く）

↓忙しくてもでき、これだけで生活や健康に大きなプラスになる。

2　場所を選ばず、カンタンに実行できる（座っていても、寝ていてもOK）

↓覚えやすい&オフィスでも寝る直前でも、スキマ時間にできて継続しやすい。

3　肉体疲労（こりや痛み）だけでなく、精神疲労（ストレス）にも効く

↓心身両面の疲れが抜けていくため、イライラやクヨクヨも減り、元気になる。

4　痩せやすくなるため、メタボ対策としても有効（&美容にも良い）

↓原因から変わっていくので、リバウンドもしにくい。肌も内側から変わるため、強い。

5　対症療法（今すぐの効果）としても、予防療法（今後の効果）としても、有効

↓内臓の疲れが直接抜け、免疫力も上がるため、あらゆる症状・病気への抵抗力が強化。

6　変化が自分でもわかる

↓チェックポイントが明確なので、変化が面白く、軽い健診が自分でできるようになる。

7　内側からの変化のため、やればやるほどカラダが強くなっていく

↓外から無理やり変えるのと違い、本来の強さ、力がよみがえるため、効果が長持ちしやすい。

こういったメリットがあり、大きな見返りが期待できます。かかる時間はごく短く、かつ無料です。

中でも、最後の7つ目のメリットが重要です。なぜなら、健康法で起きる間違いの多くは、カラダを甘やかしてしまうことや、カラダを依存させて無力にしてしまうことだからです。

例えば、強いマッサージでほぐすことが習慣になると、自分では柔らかくなれないカラダになります。サプリメントで栄養を補給することが習慣になれば、自分で努力して栄養吸収をしないカラダができあがります。

恵まれすぎると子どもは弱くなるといわれますが、これと理由は同じです。周りが大事にし過ぎて、本人の仕事を代わりにやってしまうと、自分では何もできない人間になってしまいます。

カラダを柔らかくするのも、栄養を吸収するのも、本人のカラダの仕事です。この大事な仕事を、取り上げてしまってはいけません。

それは、強くなることではなく、弱くなることです。

多くの健康法に含まれるワナは、まさにここにあります。カラダを弱くするものは、本物の健康法ではないのです。

人は、「外力」（周りの力）でなく、「内力」（本人・本体の力）で変わるべきだと思います。

本来の健康法は、「外力」を最小限にして、「内力」を最大限に高めるものです。おなかもみ上げには、強い力も要らなければ、派手な動きも、ポーズもありません。それは、カラダ本来の力を信頼し、呼び覚ますためです。

やらされてやるのではなく、本人がその気になったときの強さは、誰でも感じたことがあると思います。**要は、カラダをその気にさせることが重要なのです。**

カラダがその気にさえなれば、後はほっておいても強くなっていきます。自立（自律）している状態と言ってもいいでしょう。

そして、この自立した状態でこそ、周りの力を活かせるようになります。つまり、**マッサージやストレッチの有効性が、はるかに大きくなってくるのです。**受け止める力（器）がレベルアップすることで、受動的で弱い消費ではなく、積極的で強い吸収に変わるからです。

甘やかさないけれど、十分な関心を示し、最小限かつ、効果的なサポートを継続すること。信頼され、愛されてこそ本当の実力を発揮するのは、人間も、そのカラダも同じです。

そしてカラダを信頼することは、実は、何よりも揺るぎない自信につながります。
ぜひ、内力に注目しつつ、おなかもみ上げを続けていきましょう。

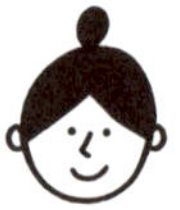

健康格言12

健康法は本来、体育であるべし。甘やかすのではなく、育てるもの。

なぜ、おなかもみ上げは効果があるの？

「半年ぶりに、おかゆ以外のものが食べられました（涙）」

長年、胃下垂と慢性の胃炎で悩んでいた患者さんが、涙ながらにこぼしてくれたセリフです。病院やはり、漢方や市販の薬などを散々試しても効果がなく、内臓を直接ケアする整体を探して、僕の整体院にやって来ました。

まだ、20代後半の女性です。僕が行ったのは、背骨の調整と、おなかのケアです。初回の施術の翌日、彼女は言いました。

「すごく久しぶりに自然におなかが空いたので、豚肉のしょうが焼きを食べたのですが、びっくりするほどおいしくて……おなかも大丈夫でした」

彼女は、本当にうれしそうでした。それまでの半年、おかゆ以外のものを食べると、胃もたれとキリキリする痛みがひどく、仕事がまともにできないほど耐えがたいので、おかゆだけをずっと食べていたそうです。

半年間、おかゆしか食べられない苦しみは、想像するだけでも辛いものです。食の楽しみを取り戻したことは、彼女にとって、ことのほかうれしかったようです。

僕自身、自律神経失調症を患ったことがあり、もっともひどかったときには、何を食べても味がわからず、言葉にできない寂しさを味わったことがあります。それだけに、この患者さんの言葉には強く共感し、つい一緒に涙ぐんでしまうほど感動したのを、ありありと思い出します。

この症状を改善したおなかケアを、誰でもできるやり方にアレンジしたのが、おなかもみ上げです。これが薬でも起きないぐらいの劇的な変化を生むのには、いくつかの理由があります。

1　先に、「出口」の確保を行っている（鼠径リンパ）

↓カラダが回復するときには必ずゴミ（老廃物）が出ますが、これを捨てられないと、本当の回復は起きません。この出口を先に確保することが、おなかもみ上げのポイントです。

2　血流（水流）を元に戻している

↓巡りが悪いと、老廃物は移動がなかなか出来ない上に、むくみと冷えが発生し、内臓に必要な栄養も届きません。巡りを改善してこそ、機能全体が向上します。

３　さする・揺らす効果が大きい

↓さすったり、ポン・ポンと揺らすような刺激を加えたりしますが、これらの優しい刺激は、鎮痛・鎮静作用をもたらし、直接巡り（血流・リンパ循環）を改善します。

４　ツボや整体の調整ポイントを、満載している

↓おなかには、全身に届く強力なツボ（反射区）がたくさんありますが、その重要なものを、ピンポイントで押さえています。内臓だけでなく、背骨やコアの筋肉のツボも含まれます。

５　下垂した臓器を持ち上げる効果がある

↓「老いとは乾きと硬さと下垂である」という格言があります。この格言の通り、疲労したものは、重力に負けて下がります。疲労した内臓を文字通り、「もみ上げる」ことが重要です。

6　体幹やインナーマッスルにもアプローチ

↓一時的に内臓を上げる施術を行っている整体院はちらほらありますが、その良い位置を確保するためには、腹圧（おなかの力）が必要です。そこで、体幹の筋肉を強化する作用が活躍します。

7　呼吸のケアにも配慮

↓呼吸が深くならないと、横隔膜がまもなく硬直し、内臓全体のこりと下垂が復元されてしまいます。そこで、横隔膜へのケアを取り入れて、呼吸の深さも確保する設計になっています。

8　サポートとなる、重要骨格の改善（骨盤、背骨）

↓内臓を働かせる脳からの命令は、例外なく背骨を通っていて、内臓が働く「オフィス」は、骨盤が土台となっています。これら両者のケアを含ませることで、回復効果は倍増します。

9　小学生でもできるぐらい簡単

→僕のブログやメルマガを読んでくれている方たちの中には、施術を東京まで受けに来られない方も、大勢います。そのため、誰でも自宅でできて継続がしやすいように、改良を重ねてシンプルにしました。

以上のように、東洋医学、西洋医学、両者の良いところを取り入れ、おなか（内臓）が元気になるために必要なことをトータルで考えたのが、この「おなかもみ上げ」に結実しています。刺激が強くない分、安全性も高いので、安心してお試し下さい。

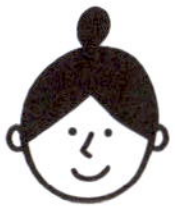

健康格言13

しつこい疲れでも、袋だたき（多角的なケア）にすれば、有利に戦える。

カンタン！　1分でできるおなかもみ上げのやり方

では早速、中心のケアとなる、おなかもみ上げのやり方を紹介します。と言っても、やり方はごく簡単です。一言で言うと、

おなかをササっとさすり、ポン、ポンと持ち上げるように、8箇所をマッサージする

という、シンプルなものです。

詳しい説明もしていきますが、決して難しいものではありません。また、多少やり方に不備があっても、効果は出ます。ぜひ、軽い気持ちで試してみて下さい。

【おなかもみ上げ】

※寝ていていても座っていても、ほぼ同じように行えます。

■**所要時間：１～２分**

■**代表的なメリット（改善要素）**

・イライラ、不安、やる気が出ない、集中力低下、覚悟、落ち着き、頭痛
・首肩のこり、背中のこりやハリ、腰痛、足腰や全身のだるさ・重さ
・**内臓関係全般の疲労回復、病気予防、病気改善の速度向上**（肺、心臓、肝臓、胆のう、胃、すい臓、小腸、大腸、腎臓、膀胱、子宮、卵巣、など）
・睡眠の問題（寝付きが悪い、途中で起きる、早朝に起きる、など）
・呼吸の問題（呼吸が浅い、息がうまく吸えない・吐けない、胸がつかえる・異物感、など）
・冷え、むくみ、血行、リンパ循環の改善
・元気、表情の良さ、声の深さや強さ、体力、精力などの活力全般
・美顔、美肌
・引き締め、ぽっこりおなかの改善

■準備
※椅子に座った状態、または仰向けになって両膝を立てた状態で行う
（重要なのは、股関節が折りたたまれて、おなかがゆるんでいる状態にすること）。

■やり方
1　おなか全体を手でさすっていく。
①肋骨（あばら骨）の際のすぐ下のライン（左右）を10往復ずつ
※ヘソから頭方向・ナナメ外側に手を滑らせるとぶつかる壁が肋骨で、さするのはその壁際です。
②股関節（コマネチ）のライン（左右）を10往復ずつ
③おなか全体を、円を描くように10回転（おなかに向かって時計回りに）
※①、②は左右両側を同時に行います。

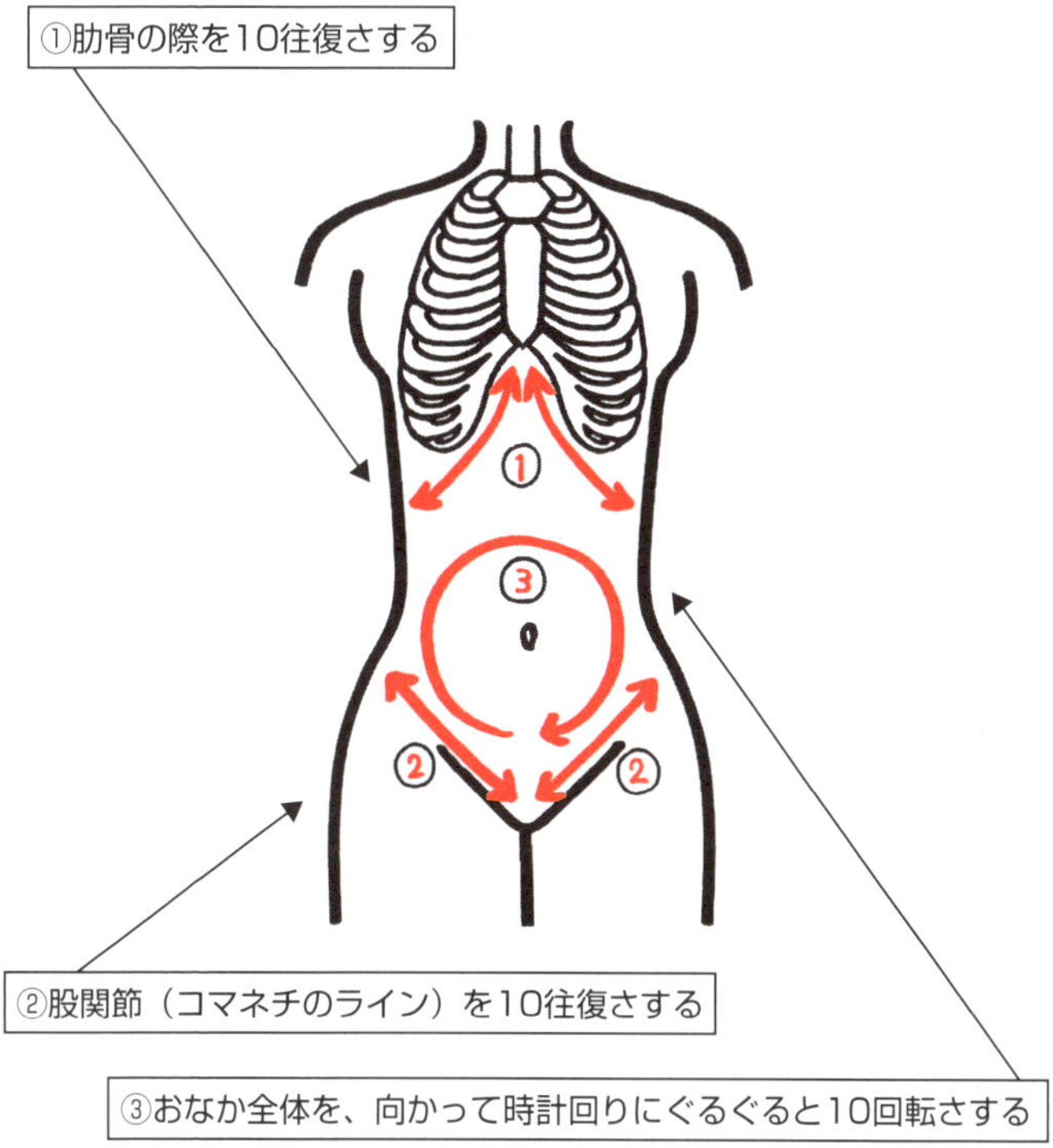
①肋骨の際を10往復さする
①
③
②
②
②股関節（コマネチのライン）を10往復さする
③おなか全体を、向かって時計回りにぐるぐると10回転さする

2　おなかの8エリアをポン、ポンともみ上げていく（重ねた両手の指で、押し上げる）。

①ヘソから右に指4本、下に指4本分
②ヘソから右に指4本分
③2から上に指4本分（肋骨近く）
④ヘソから上に指4本分
⑤4から左に指4本分の位置（肋骨近く）
⑥ヘソから左に指4本分
⑦6から下に指4本分
⑧ヘソから下に指4本分

※手は、両手の指を第1関節くらいまで重ねて当てます。

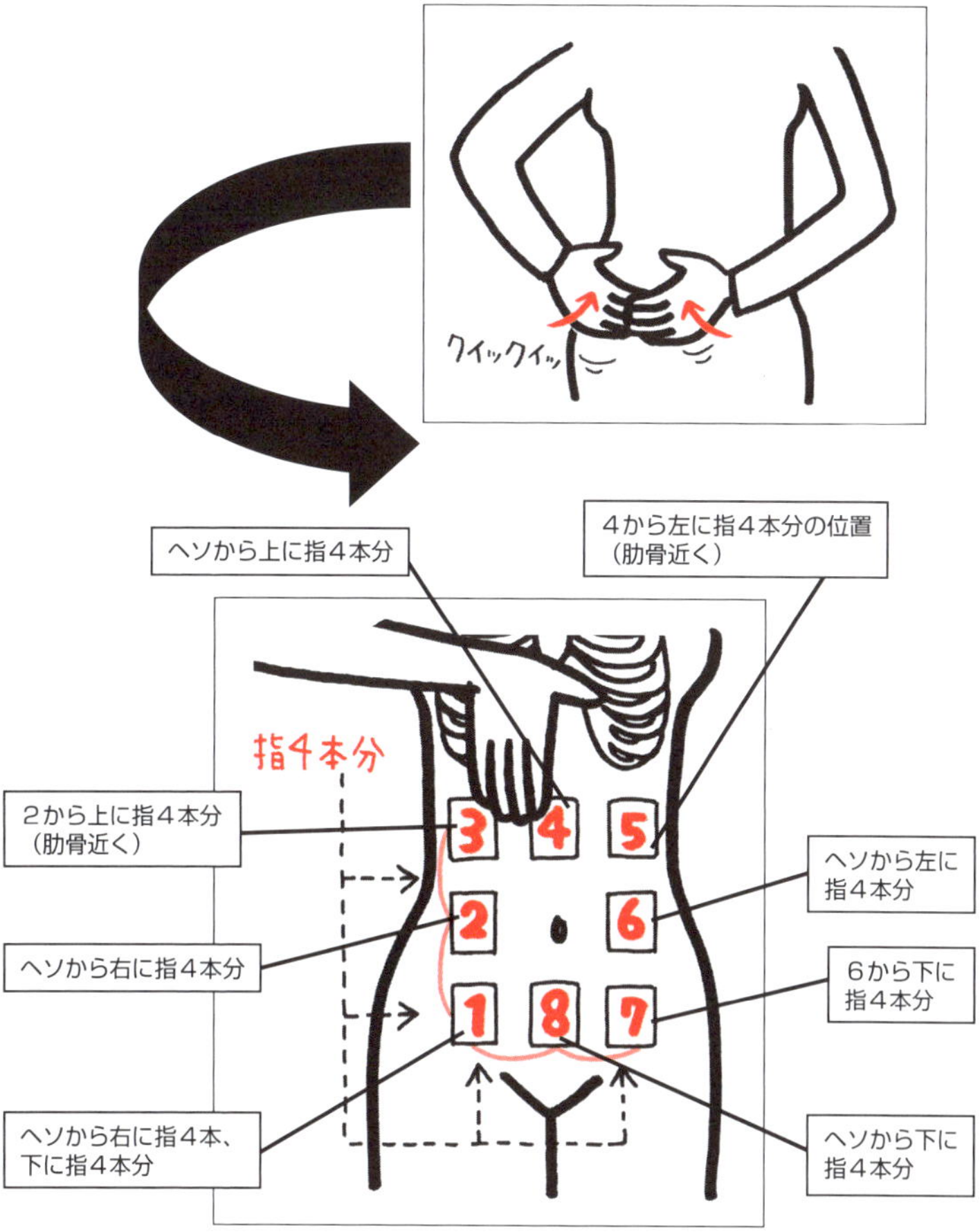
クイックイッ
ヘソから上に指4本分
4から左に指4本分の位置（肋骨近く）
指4本分
2から上に指4本分（肋骨近く）
ヘソから左に指4本分
ヘソから右に指4本分
6から下に指4本分
ヘソから右に指4本、下に指4本分
ヘソから下に指4本分
3
4
5
2
6
1
8
7

3

おなか全体を、円を描くように10回転手でさする（おなかに向かって時計回りに）。

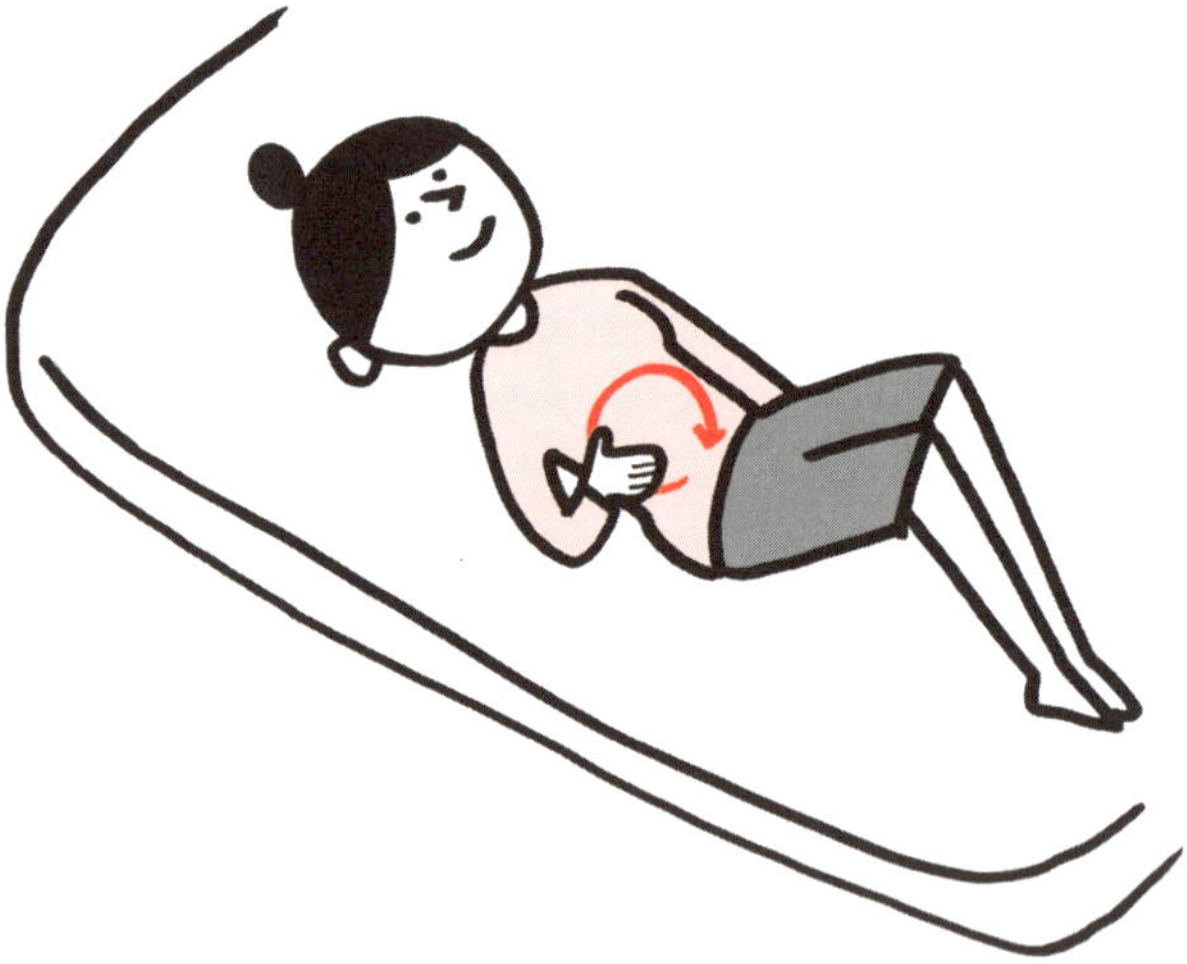

■コツ

・多少位置がズレても大丈夫ですが、順番はこの通りにやると◎。
・押すのに合わせて「ホ、ホ、ホ」と息を細かく吐いて行い、「スーッ」と吸ってから次のポイントに移る……というふうにやっていくと、効果が倍増します。
・おなかもみ上げをするときの手の形は、両手の人差し指・中指・薬指３本セットを重ねた状態です。小指は自然に添え、力を入れる必要はありません。
・基本の強さ（深さ）は、指が第一関節まで隠れるあたりですが、痛すぎないようにしましょう。中を軽く揺さぶるイメージで行います。
・痛い、または苦しく感じるところがある場合は、弱めに行いましょう。これはその場所の臓器の不調（硬直やハレ、下垂など）を表す兆候ですが、このケアを繰り返していくと軽くなり、やがて消えていきます。これこそが大切な回復のプロセスなので、一気にやろうと無理をせず、日々継続して、ゆっくり整えていきましょう。
・ドクドクと脈打っているところがあれば、それも重要なポイントです。このドクドクも、疲労が減るにつれて、落ち着いていきます。

■チェックポイント

・カラダの中で一番重要なおなかの奥の筋肉（インナーマッスル）、大腰筋と腹斜筋が強化されるので、86ページの筋力テストをやってみましょう。違いがわかりやすく、楽しめます。これらの筋肉は、おなかを引き締め、代謝を上げます。

・少し苦しい感じや痛みがあるかもしれませんが、終わった後には、ほんわかとした解放感を感じられると思います。

・呼吸がしやすい感じや、脚がしっかり落ち着く感じを受けることもあります。

・おなかが少し軽くなった感じがしたり、硬さや違和感、痛みがあったところが少しでもラクになってくれば、十分効果が出ています。直後よりも、まずは翌日に変化が出ます。また、慌てずに1週間などの単位でも見ていきましょう。

・個人差はありますが、前述のような様々な症状変化や、お通じの改善が、やがて表れてきます。

■補足と雑学、メカニズム

・おなかの中を優しく揺さぶり、混ぜるようなイメージで行います。血流が改善し、くっついたりして動けないでいる内臓（の筋肉）がほぐれ、機能が回復します。

・ケアの順番（時計回り）は大腸の中で便が動く方向に沿っていて、便通を促します。

・これらのポイントには、腹部の深層筋を活性化するツボ（反射区）が多く含まれています。そのため、体幹が自然と強化されます（大腰筋、腹斜筋、背筋群など）。

・股関節をさすることで、ゴミ捨て場である鼠径リンパ節が活性化され、排泄の力が上がります。おなかにたまっていた疲れは出口から出ていく必要があるので、この鼠径リンパを活性化させることが相乗効果になり、治癒→掃除（排泄）という流れが完成します。この場所は血行の要所でもあるので、血流改善、冷え・むくみの改善にも、追加効果があります。

・１日に何セットやってもＯＫですが、１セットの量は、１〜２分ぐらいが適切です。効果がもっとも出やすいのはお風呂上がり〜寝る直前なので、１回だけ行う場合は、このタイミングがオススメです。

・横隔膜のケアが含まれるため、呼吸が深くなる効果があります。また、脳脊髄液（脳の栄養）の流れを促す効果も出てきます。

・だるさや痛みが出ることがありますが、ほとんどはカラダにたまった疲れや痛みが引越している、「好転反応」です。1～2日で落ち着き、より良い状態になります。

・どのポイントが何に効くかは、次の項の「おなかマップ」（92ページ）で解説しています。時間がないときには、ピンポイントのケアも可能になります。

※妊娠中の方や、おなかの手術の跡があるような方は、慎重に行うか、実行を避けて下さい（原則としては、痛みがない範囲で行う分には問題はないはずですが、慎重に様子を見て下さい）。

※たくさん食べた後すぐに行うと、苦しくなることがあります。その場合は、30分～1時間は間を置いて下さい。

【おなかの奥の筋肉（大腰筋・腹斜筋）の筋力テスト】

おなかもみ上げを「やる前」と「やった後」にチェックして比較すると、変化を実感しやすいです（変化に時間がかかる人もいます）。

イラストのように、膝を反対側の胸につけようとするイメージで、ナナメにスイーっとゆっくり上げていきます。

このときの脚の重さ、上げやすさなどを感じておきましょう（おなかもみ上げ後に、軽く感じたり、動きがスムーズに感じれば◎）。

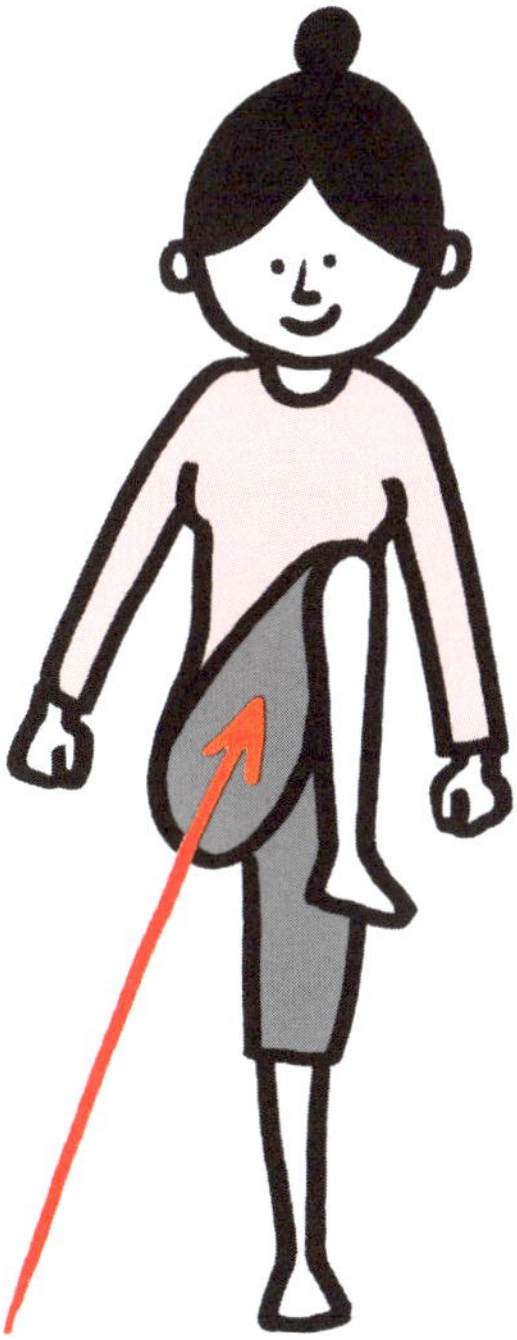

ゆっくり、じんわりと動かすようにすると、違いがわかりやすいです。

健康格言14

「出口」を作って「流れ」を良くすれば、「修理とゴミ捨て（＝回復）」が始まる！

おなかの中身（内臓）が見える、おなかマップ

おなかの中には、全身が詰まっています。もし病院や整体院に行かなくても、自分の不調にいち早く気づけるとしたら、耳寄りな話ではないでしょうか。

今回ご紹介する「おなかマップ」は、そんな目的で用意しました。マップの内容は、おなかもみ上げでケアする8箇所と対応しています。

東洋医学には、「反射（カラダの中のつながり）」という考え方があります。有名なのは「ツボ」ですが、おなかを通して全身を診断することもできれば、ケアすることも可能です。**胃を整えると首が軽くなったり、大腸を整えると腰と脚が軽くなったり、肝臓のケアで頭痛が減ったりします。**

こういったつながりを知っておくと、3つの大きなメリットがあります。

１つ目は、自分の手が届きにくい場所（背中など）もケアができること

２つ目は、時間が無いときに、「食べ過ぎたから、今は胃だけでもケアしておこう」というように、目的に合わせてピンポイントのケアができること

３つ目は、**調子がなかなか良くならないときに、早めに深めの疲れに気づけること**です。今回はぜひ、この３つ目に注目して欲しいと思います。すでに、見えない敵（ストレス）こそ恐ろしいのだから、見えるようにしたらものすごく有利、ということをお伝えしました。まさに、このことを指しています。

例えば、「いくらマッサージを受けても、腰痛、むくみ、だるさが全然抜けないんです……」という、40代の女性が来院したことがありました。多忙で、寝る時間もあまり取れていないそうです。

腰の筋肉を診ると、表面が硬いというよりは、奥が腫れてしまっています。冷えも強い様子だったので、「膀胱がかなり疲れているようですね」という話をしました。

その日は、膀胱を中心としたケアを行い、「今までにないぐらい軽くなりました！」と喜んで帰られましたが、その後も多忙が続いたようで、次の来院までに2カ月以上も空いてしまいました。心配ではありますが、僕の方からは何もできません。

しばらくして再来院されたとき、「あの後1カ月ほどしてひどい腰痛が戻ってきたとき、冷えもむくみも一緒にひどくなったので、先生の話を思い出しました。膀胱が危ないかもしれないと思ったので、病院に行ったら、腎盂腎炎になる一歩手前の、膀胱炎と言われました。おかげさまで、ギリギリ深刻なところまでは行かずに、処置を受けられました」と、伺いました。

もし、「膀胱かも！」という発想がなければ、近所のマッサージなどでの対処をズルズルと続けてしまい、病気はもっと進んでしまっていたでしょう。理想はもちろん予防することですが、それでも比較的早い段階で、病状の悪化を食い止めることができた、というエピソードです。

当然ながら、もう少し注意していれば、もっと軽い内にケアできるようになります。というのも、例えば今回のような、「腰痛、むくみ、だるさ、冷え」という症状から、「膀胱が疲れているんじゃないか？」という見当をつけることは、そんなに難しいことではないのです。これから紹介する「おなかマップ」を使うだけで、誰でも早めのチェックができるようになります。

もちろん、疑心暗鬼になる必要はありません。今のあなたは、「おなかもみ上げ」でケアすることもできるので、ケアしているにも関わらず、症状が変わらず長く続くようなら内臓疲労を疑ってみて、早めに病院、もしくは内臓を専門に診てくれるところを訪ねるといいと思います（腕の良い鍼灸院、整体院で、内臓の状態をチェックしてくれるところがあります）。

早期対処が大事といっても、気づけなければ対応できないので、次の「おなかマップ」に付箋でも貼っておいて、ここに「転ばぬ先の杖」があるということを、頭の片隅に入れておいて下さい。

【イラスト付き解説・おなかマップ】

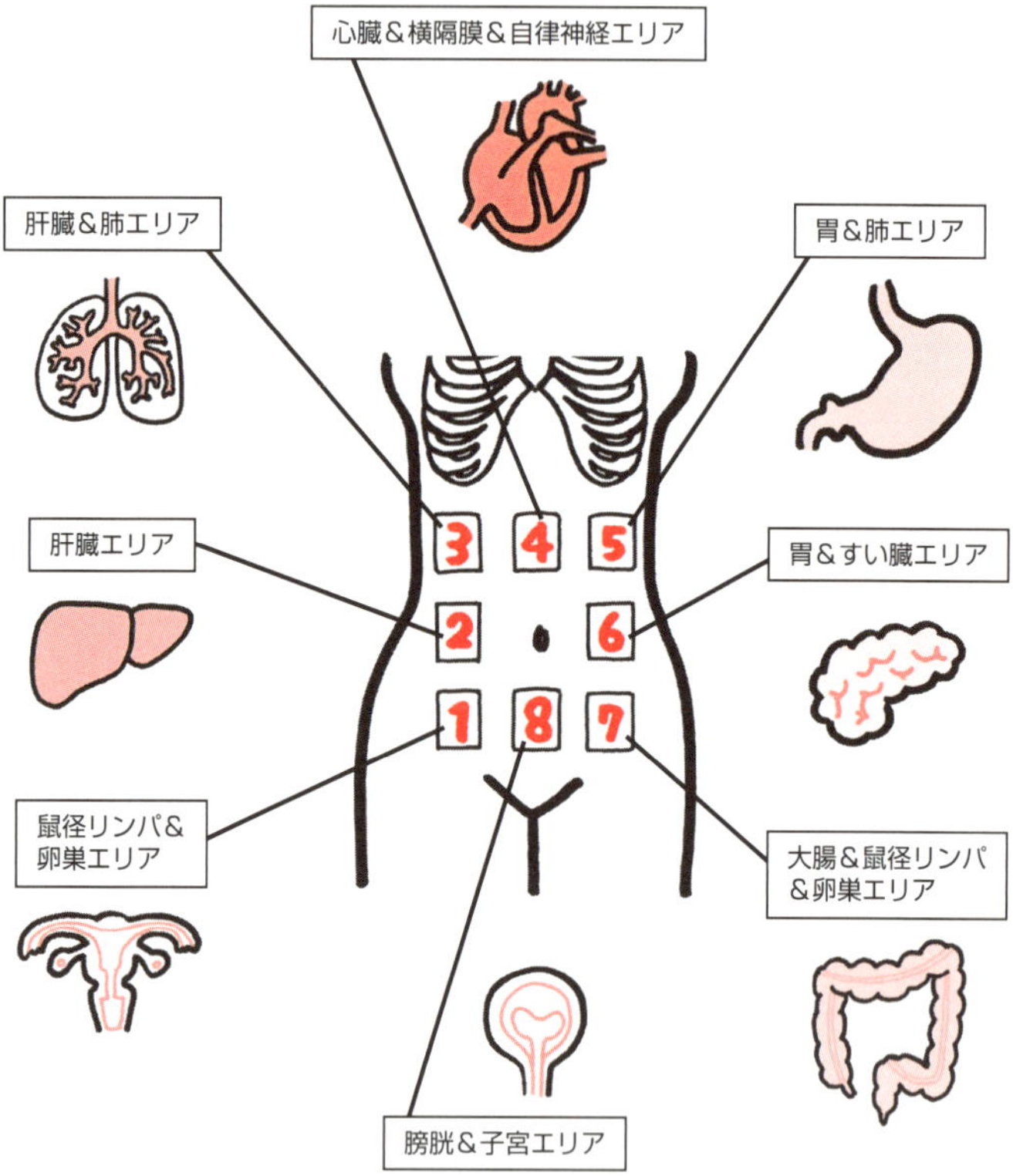

※数字は、おなかもみ上げでケアする順番に対応しています。
※この他の重要な臓器に小腸・腎臓がありますが、小腸は「おなか全体のさすり」で、腎臓は第４章で紹介する「おなかくびれツイスト」でケアできます。

1　鼠径リンパ&卵巣エリア
おなか・足のむくみ、だるさ、ぽっこりお腹、冷え、婦人科系の問題全般、男性系の問題全般など

2　肝臓エリア
頭痛、目、肩こり（特に右）、血行（サラサラ）、倦怠感、足腰の安定、基礎代謝、解毒、脂肪燃焼、顔色、ストレス（イライラ系）など

3　肝臓&肺エリア
頭痛、目、呼吸、疲れやすさ、息切れ、睡眠の問題、日中の眠さ、胸の苦しさ・痛み、肩こり（特に肩の上）、血行（サラサラ）、解毒、脂肪燃焼、顔色 ストレス（イライラ系）など

4　心臓&横隔膜&自律神経エリア
動悸、不整脈、血行、呼吸、睡眠の問題、内臓全般、首こり、肩こり（深部）、頭痛、冷え・火照り、胃腸、神経過敏、落ち込み、打たれ弱さ、お腹やヒップのたるみ、ストレス全般など

5　胃&肺エリア

首こり、肩こり（特に左）、疲れやすさ、息切れ、日中の眠さ、胸の苦しさ・痛み、胃もたれ・胃痛、胃下垂、食欲の異常、腕の疲れ、背中のこり・ハリ、ストレス（クヨクヨ系）など

6　胃&すい臓エリア

首こり、肩こり（特に左）、疲れやすさ、日中の眠さ、胃もたれ・胃痛、胃下垂、食欲の異常、腕の疲れ、背中のこり・ハリ、骨盤、腰痛、ストレス（クヨクヨ系）など

7　大腸&鼠径リンパ&卵巣エリア

下痢・便秘、腰痛、座骨神経痛、骨盤、股関節、おなか・足のむくみ、だるさ、ぽっこりお腹、冷え、婦人科系の問題全般、男性系の問題全般など

8　膀胱&子宮エリア

トイレが近い（または遠い）、夜中に起きる、神経衰弱、睡眠の問題、冷え・むくみ、だるさ、汗が多い（または少ない）、婦人科系の問題全般、腰痛、座骨神経痛、ホルモン系の問題全般など

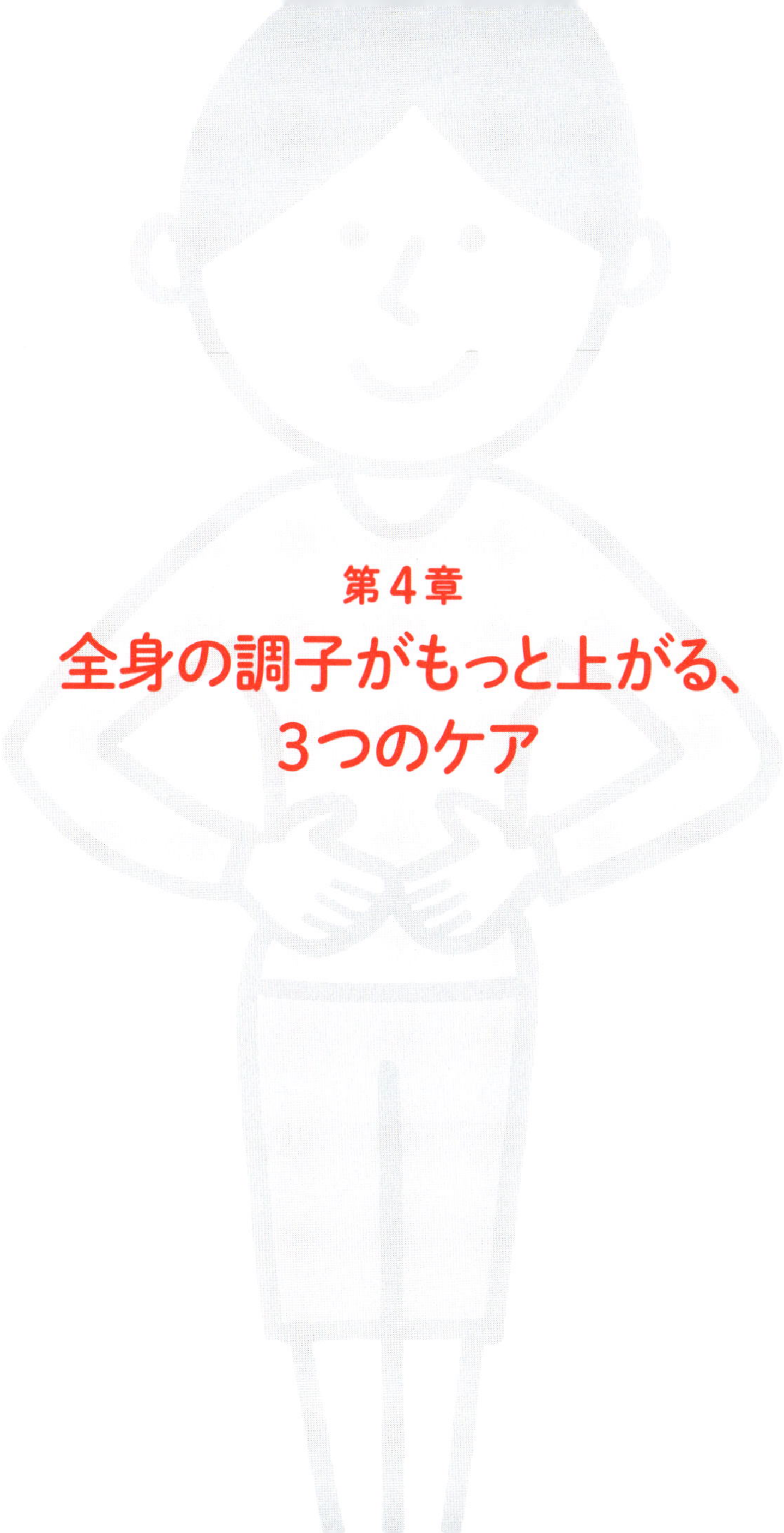

第4章

全身の調子がもっと上がる、3つのケア

巡りスイッチを入れる、ふくらはぎエレベーター

「あらゆる冷えの原因には血行不良がある」

冷えている場所とそうでない場所の境目には、血の詰まりがあります。またそれが起きやすい場所の代表が、実はおなかであり、鼠径リンパなのです。だから、おなかもみ上げには、これらの場所のケアが含まれています。

ただ、血行を改善するために、この「詰まり（＝不本意に出来ちゃったダム）」を開くことよりさらに大切なことは、**「水圧」を上げること**です。水圧を上げてしまえば、細かい詰まりはぶっ飛ばしてくれるわけです。

そのために非常に有効なのがおなかもみ上げで、水源の活力を上げてくれます。これは、中央から末端への水圧を上げる作用です。

そしてここで紹介する、「ふくらはぎエレベーター」は、逆に、末端から中央に血液を返すサポートをしてくれるワザです。これで、「行きはよいよい、帰りまでよい」となり、血液循環が目覚ましく改善するのです。

ふくらはぎは、「第二の心臓」と言われるポイントで、手を使ったマッサージがさかんに勧められてきました。このマッサージを、「脚だけでやれたらいいのでは？」と思い、改良をしてみたところ、「『ながら』でやれるから、継続しやすくて助かる！」という喜びの声が続々と届いています。

温かいということは、機能が上がるということです。カラダの中の仲間たちは、筋肉も内臓もみんな、血液をガソリン（エネルギー源）にして、働いています。血がちゃんと届けば、能力もやる気も倍増します。雑誌を読みながらでも、冷え・むくみ・美脚対策ができるので、ぜひ無意識にやってしまうぐらい、活用して下さい。

【ふくらはぎエレベーター】

※寝ていても座っていても、ほぼ同じように行えます。

■所要時間：約1分

■代表的なメリット（改善要素）

・冷え・むくみ（特に脚）の改善

・美脚効果

・全身の血行の改善

・腰痛

・脚のだるさ・重さ

■準備

イスに座った状態、または仰向けで、ふくらはぎ（アキレス腱のあたり）を、反対側の膝の上に押し当てます。

■やり方

膝でふくらはぎをこすり上げるように、上側の脚を30回スライドさせます（痛気持ちいい程度にやるのがコツ。筋肉や中の液体を上げていくイメージ）。

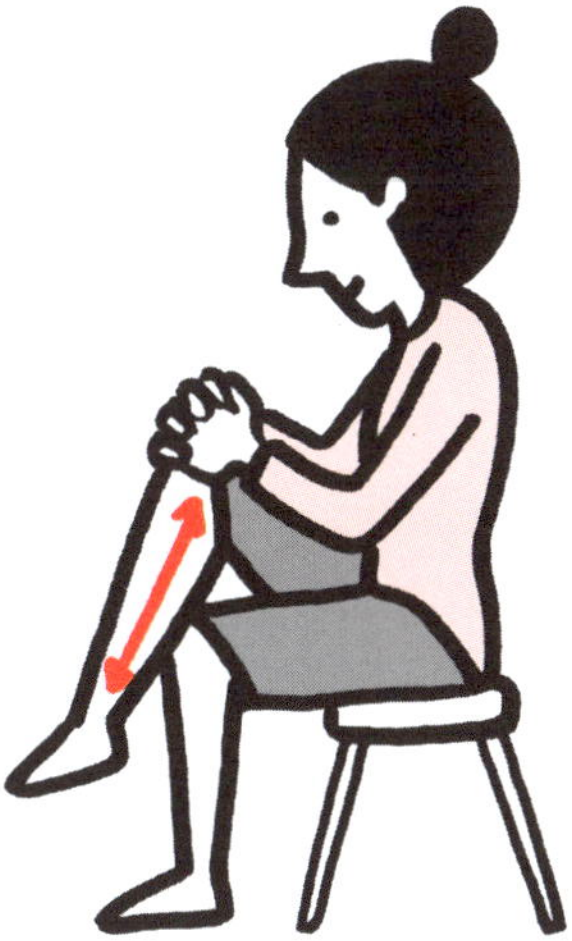

膝でふくらはぎをこすり上げるように、
上側の脚を30回スライドさせます。

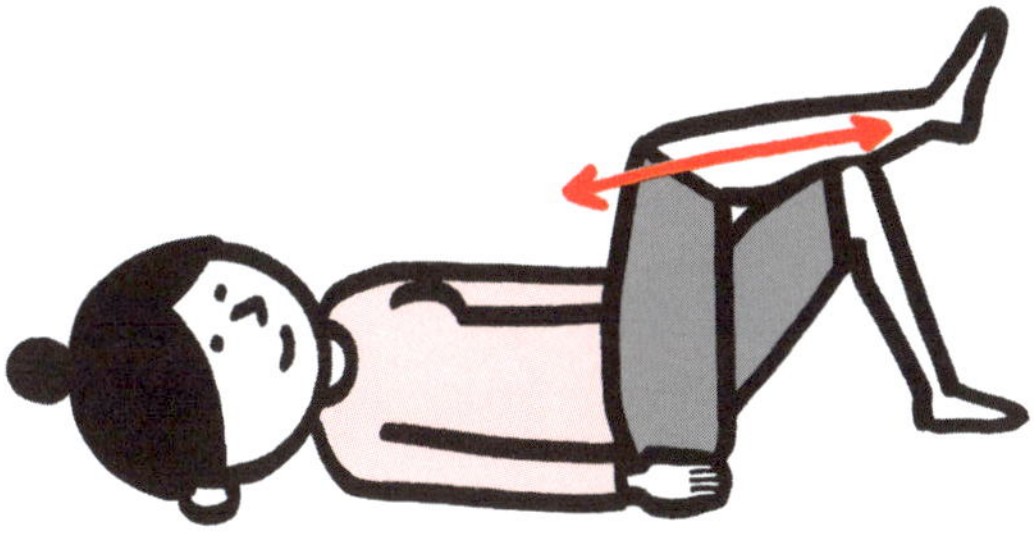

気持ち良い場所を探しながら、ふくらはぎ中央、
両サイドと、場所をズラしながら行います。

■コツ

・ふくらはぎを反対側の膝に当てて「こすり上げる」ようなイメージで、スイー、スイーともみ上げていきます。

・座っていても、仰向けでもできます。

・上げるときも下ろすときも、ふくらはぎは膝についていてOKです。ただ、下げるとき（ふくらはぎが上にズラされるとき）に、より強めになるように意識しましょう。

・気持ち良い場所を探しながら、ふくらはぎの中央だけでなく、その左右のラインも試しましょう。

・痛気持ちいい程度に行います。

・手が空いているときは、イラストのように両手で上側の脚の膝を支えながら行うと、動きが安定してやりやすくなります。

■チェックポイント

・ふくらはぎが気持ち良かったり、実行後に柔らかくなっていれば、効果が出ています。

・歩いてみたときに、脚が軽くなってきます。
・続けていくうちにカラダがポカポカしてきたり、むくみが減ったりしてきます。

■補足と雑学、メカニズム

・直接ふくらはぎのポンプ作用を促して、血行を回復させています。また、膀胱の経絡への刺激があるため、水分を調節することで、むくみや冷えを整える効果も生まれます。
・血行を改善させると同時に、リラックス効果もあります。そのため、寝る前に行えば、睡眠を深くしてくれます。**寝起きに行えば、１日を軽快に過ごす潤滑油にもなります。**

体幹＆美容スイッチを入れる、膝立てパタパタ

「顔を見たら、だいたい骨盤の状態がわかります」

カラダの仕組みに詳しいセラピストなら、この感覚を持っていると思います。逆に言ってしまえば、**歪んだままの骨盤で美顔になるのは、超難しい！**のです。特に歪みの影響がわかりやすいのは、アゴのラインや頬骨の位置です。

僕の整体院では美容整体もやっていますが、よく、「美容のコースでもないのに、顔が変わったのはなぜですか？」と聞かれます。答えは、骨盤を丁寧に整えたからです。

今や、美容整形もどんどん一般的になり、化粧品なども、（良くも悪くも）優秀なものがたくさん出ているようです。ただ、顔だけを無理やり整えてしまうことの非効率やリスクも、知っておいて欲しいな、と思います。骨盤↓顔という影響の逆もあるので、アゴを変にいじることで骨盤が歪むケース（顔↓骨盤という影響）は、しょっちゅうあります。

「じゃあ、キレイでいたかったら、骨盤系の整体にずっと通わなきゃいけないってこと?」

と思われるかもしれませんが、それでは時間もコストも、かなりかかってしまいます。

そこでお伝えしたいのが、この「膝立てパタパタ」です。このワザは、**有り得ないぐらい簡単に、骨盤の状態(弾力や血行)を改善してくれます。**その上、とても重要なのは、本人の自然な動きで整えるだけなので、安全性がとても高いということです(強い力での骨格矯正は、リスクを伴います)。

美容にも健康にも効果が高く、何より、おなかもみ上げの効果をいっそう引き立ててくれます。

【膝立てパタパタ】

※寝ていても座っていても、ほぼ同じように行えます。

■所要時間：約1分

■代表的なメリット（改善要素）

・**簡単なやり方で、骨盤が整い、元気になる**（仙骨&仙腸関節）

・**おなかの引き締め**（主に前面。ぽっこりおなかの予防・解消）

・**ヒップの引き締め・引き上げ**

・おなか（内臓全般）の機能向上（代謝#痩せやすさ、消化、お通じ、血行など）

・腰痛

・脚のだるさ・重さ

・全身の血行

・姿勢と全身の安定（腰の安定）

・婦人科系の問題（生理痛、生理不順など）

・**美顔効果**（長期で特に頬骨まわりが整い、スッキリ感、清潔感、奥行きが出てくる）

■準備

座ってやる場合は、膝を90度ぐらいにして軽く背筋を伸ばす。仰向けなら、両膝をできるだけ深く曲げる。いずれにしても、両足はピタッとくっつけること。

■やり方

1　両膝をパタパタと離したり、近づけたりする（近づけるときに、軽くぶつける）。離すときは外側に30度ぐらい倒し、近づけるときは元の直立に戻す（両足はくっつけたまま行う）。

2　パタパタと50回行う。

※内ももで軽く拍手をするようなイメージ。あくまでも痛くない程度にやること。

座ってやる場合

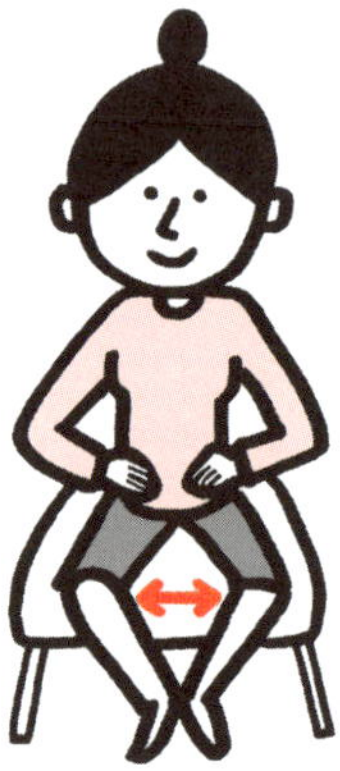

両膝をパタパタと離したり、近づけたりします。

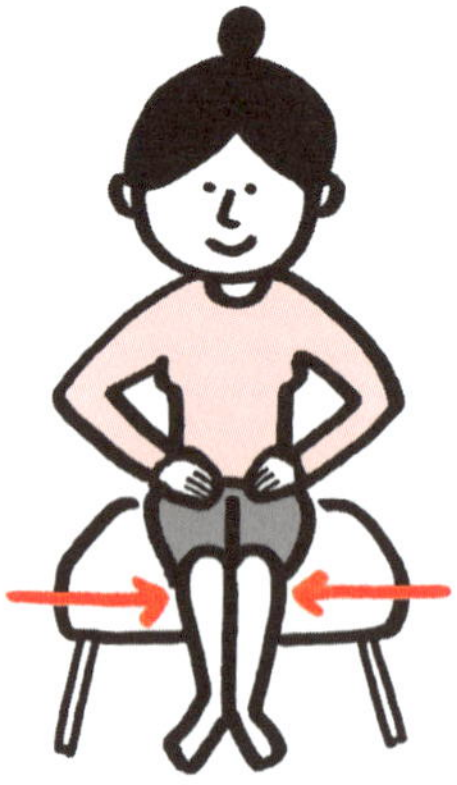

内ももで軽く拍手をするように、50回行います。

仰向けでやる場合

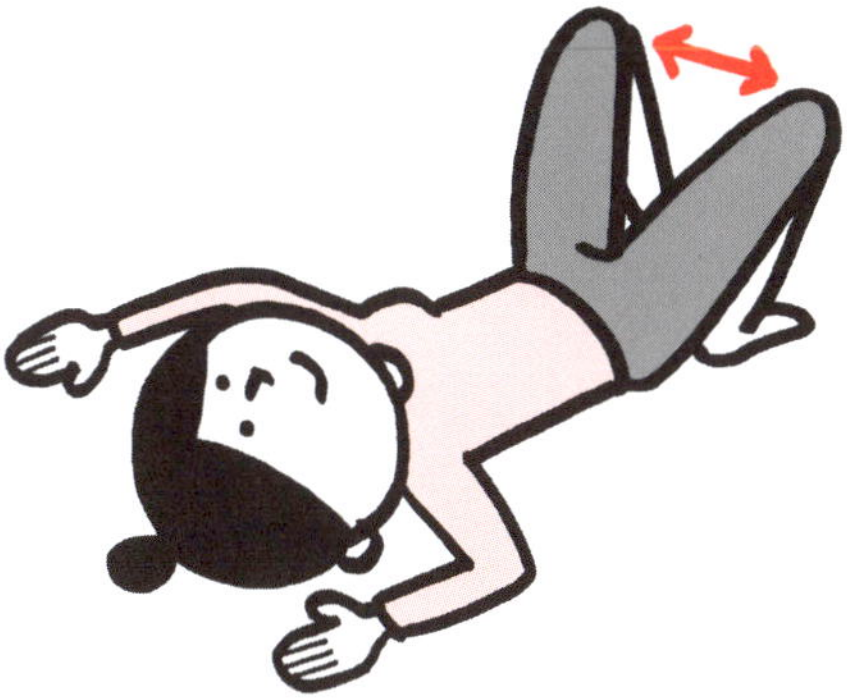

両膝をできるだけ深く曲げます。

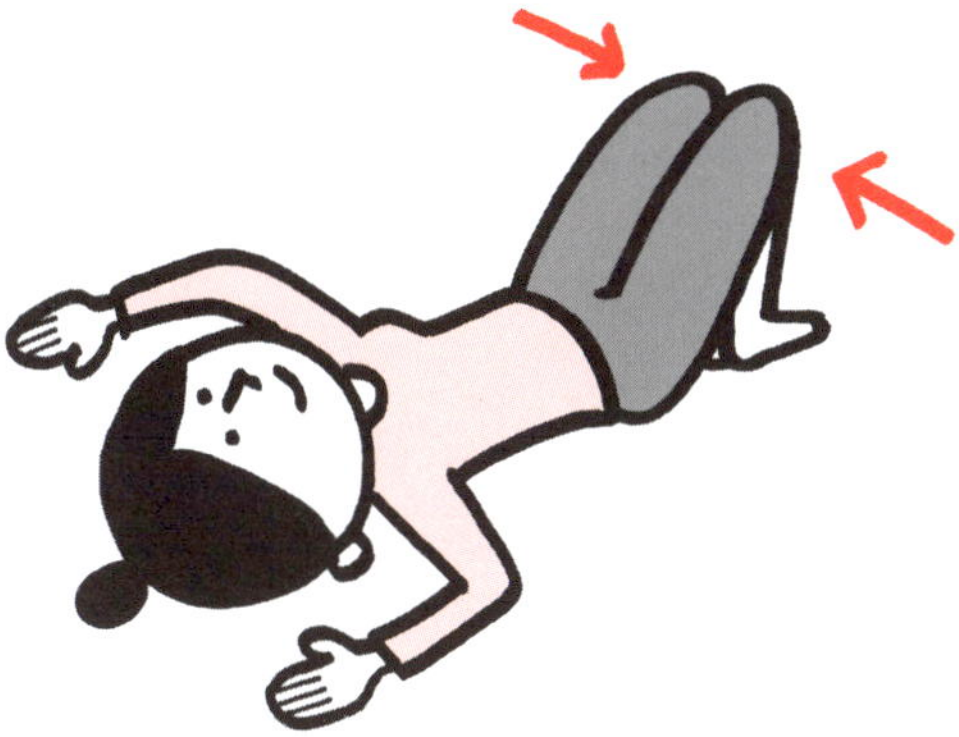

両足はピタッとくっつけます。

■チェックポイント

※立った状態で腰を反らす動きが、膝立てパタパタをする前よりラクになってきます。

※腰がフワっと軽くなるような感じがしてくると◎。

■補足と雑学、メカニズム

・カラダの中心にある骨盤、さらに中心である仙骨や仙腸関節に、ほどよいストレッチがかかります。

・骨盤が弾力を取り戻すと背骨や内臓を支え上げる力が充実し、機能がアップします。

・仙骨や仙腸関節は、骨盤のパワーを決定するだけでなく、全身の血行を良くしてくれます。特に上半身と下半身を連動させる「歯車」でもあるため、足腰が軽くなります。この動きは、背骨の腰部分である腰椎にも調整効果を持つため、より腰にとってプラスになります。

・子宮、卵巣、膀胱、頬骨、顎関節、自律神経ともつながりを持つ要所であるため、婦人科系、ストレス関連にも改善効果が期待できます。

・仙腸関節の改善はまた、脳脊髄液（脳の栄養）の流れを良くする効果もあります。

・腰痛に効くため、座っていて腰がだるくなってきたとき、これだけやるのも有効です。

痩せるスイッチを入れる、おなかくびれツイスト

人間のカラダは形状記憶です。使っているように、できあがっていきます。

例えば、

- 首が前に曲がっている人は、いつもうつむいている。
- 肩こりがひどい人は、いつも肩に力が（無意識に）入っている。
- **たるみがある場所は、普段、ちゃんと使っていない場所。**

というように、です。

筋肉の性格は、人間（脳）の性格と似ていて、「愛情（関心）を欲しがる」ところがあります。ストレッチをするときに、「伸ばしているところを意識しなさい、効果がアップするから」とよく言いますが、あれは真実です。筋肉は関心をもらう（意識

される）と、活性化するのです。

この逆が無関心、つまり放置です。ずっと使っていない筋肉は、まるでネグレクトされているようなもので、「どうせ僕のことなんてどうでもいいんでしょ」とスネて、グレて、「ふて寝」をします。スイッチがオフになるのです。

だから痛みが出るし、筋トレしても、改善しません。そもそものスイッチが入っていないと、機能は全然戻りません。

そうなると大変で、筋力が弱くなるだけでも負担なのに、ポンプ機能も低下するために血流が滞り、むくみ、冷え、しまいには脂肪を蓄えてしまいます。そしてこの悲劇が最も起きやすいのが、いわゆる「横っ腹」なのです。

ここについた肉は、なかなか取れません。なぜなら、この場所（筋肉）を使う動きは、日常生活にはほとんどないからです。

つまり、「くびれを作る」ためには、普段から「くびらせたらいい」のです。ちょっと言い方は変ですが、ぜひ、日々、くびらせましょう！　**これはメタボや美容のためだけでなく、腎臓のためでもあります。**これもまた、大変重要な臓器です。

整体では頻繁に活用される考え方で、根拠となる改善事例も山ほどありますが、ひねる動きは、腎臓に良いのです。腎臓をケアするメリットは、血の質がよくなる、腰痛が減る、元気が出る、精力が出る、睡眠の質が改善する、冷えが減る、などです。

「おなかくびれツイスト」をやってみると、実感されると思います。この体操は、普段ほとんどやらない動きです。面白いところに伸びを感じることでしょう。

また、この体操は前項に引き続き、「ありえないほど簡単に骨格が整っちゃうシリーズ」の、「背骨版」でもあります。自分で背骨が治せたら、これもまたおいしい話ですよね。

カラダを機能させる命令のほとんどが、背骨を経由しています。その命令の質が良くなるわけですから、当然、そのプラスの影響は全身に広がります。

カラダを会社に例えるなら、腸を通して脳も良くすることができるわけですから、おなかもみ上げは、社長を元気にするようなものです。これだけでも影響力は多大ですが、今回のおなかくびれツイストで背骨もケアすれば、社長に引き続き、中間管理職の部長たちまでやる気になっちゃった状態になります。

これに加えて全身の血行も良くなるわけですから、当然の結果として、**全社員の動きまでが良くなるわけです。**こういった相乗効果をぜひ、あなた自身へのご褒美として、味わってもらいたいと思います。

全社改革の規模でお伝えしましたが、3分あれば、ばっちりスタートできます。あとは、寝ている間にカラダが勝手に進めてくれます。

【おなかくびれツイスト】
※寝ていても座っていても、ほぼ同じように行えます。

■所要時間：約１分

■代表的なメリット（改善要素）

・簡単なやり方で、背骨が整い、元気になる
・首こり、肩こり、腰痛、頭痛の改善
・おなかの引き締め・くびれ作り（前面＋側面。横っ腹のたるみの予防・解消）
・おなか（内臓全般）の機能向上（代謝⇈痩せやすさ、消化、お通じ、血行など）
・全身の血行
・冷え・むくみの改善（腎臓機能の向上による）
・姿勢と全身の安定（背筋の安定）
・ストレスの改善（自律神経の回復）
・婦人科系の問題（生理痛、生理不順など）

■やり方

【座ってやる場合】

1 膝をくっつけて軽く背筋を伸ばし、両手は指先を重ねて、地面と水平になるようにする。

2 両手を右にひねりながら、両膝は逆の左にひねる。

3 両手を左にひねりながら、両膝は逆の右にひねる。

4 この動作を30回（15往復）繰り返す。

座ってやる場合

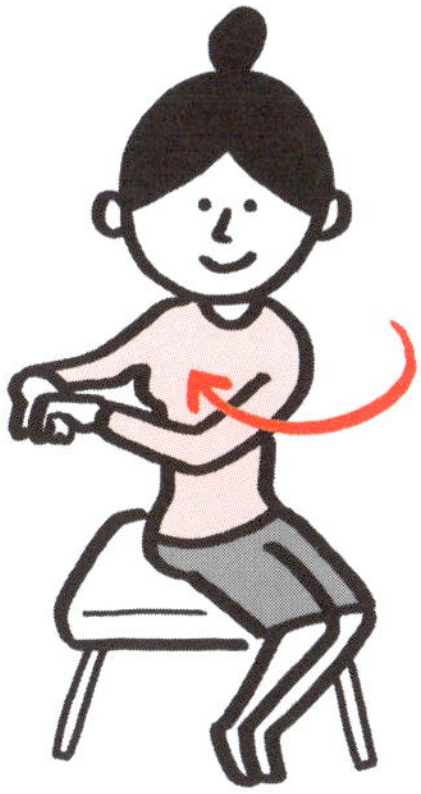

両手を右にひねりながら、両膝は逆の左にひねります。

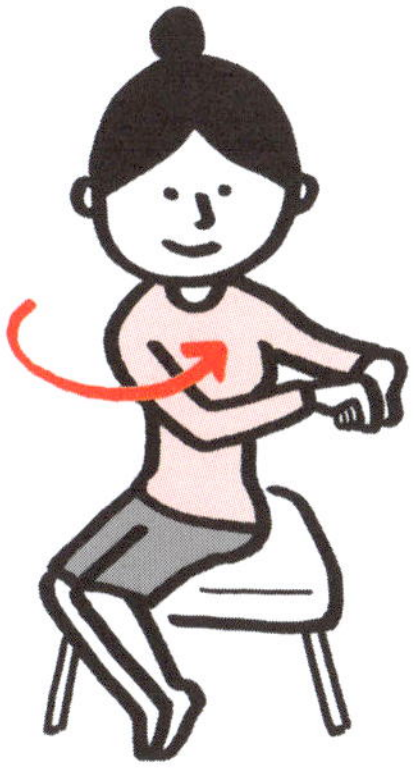

両手を左にひねりながら、両膝は逆の右にひねります。30回繰り返します。

【仰向けでやる場合】

1　仰向けの場合は、両手は半分バンザイするような形で、手のひらは天井を向け、肘は90度ぐらいに曲げ、両膝を90度ぐらいに立てる。できれば足の下に、10～20cmぐらいの高さのもの（座布団、バスタオル、たたんだ掛け布団など）を置く。

2　両膝を左に倒しつつ、顔は右に向ける（背骨をねじるイメージ）。次に両膝を右に倒しつつ顔を左に向ける、というように、バタンバタンと30回倒していく。

※両腕と足のつま先は、できるだけ浮かないようにしましょう（かかとは浮いてもOK）。

※動かし始めだけ軽く力を入れて、あとは優しく投げるように、バタンと落としましょう。

仰向けでやる場合

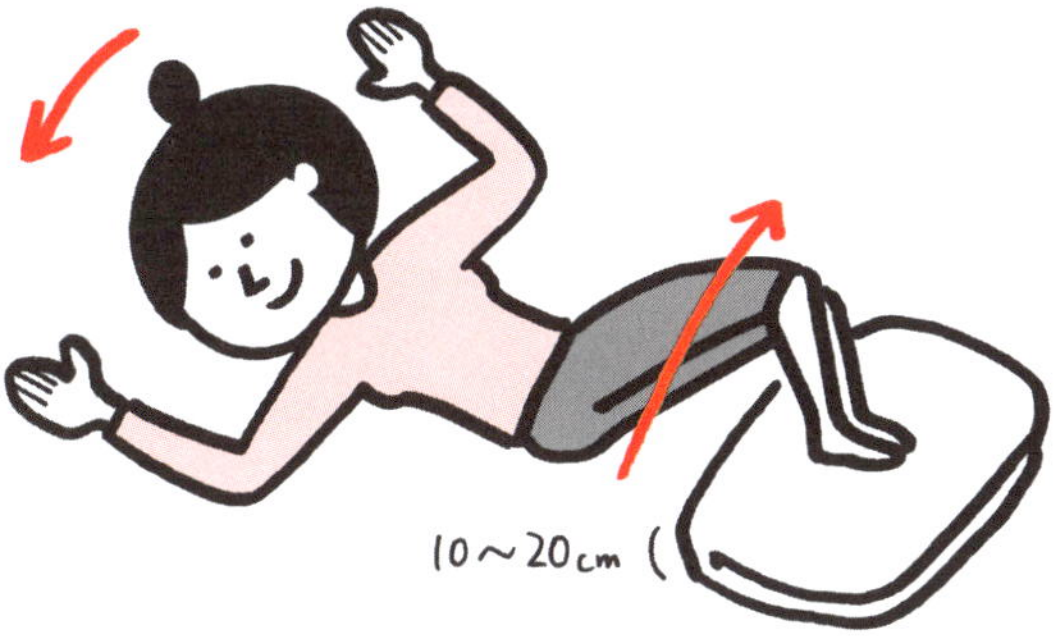

両膝を左に倒しつつ、顔は右に向けます。

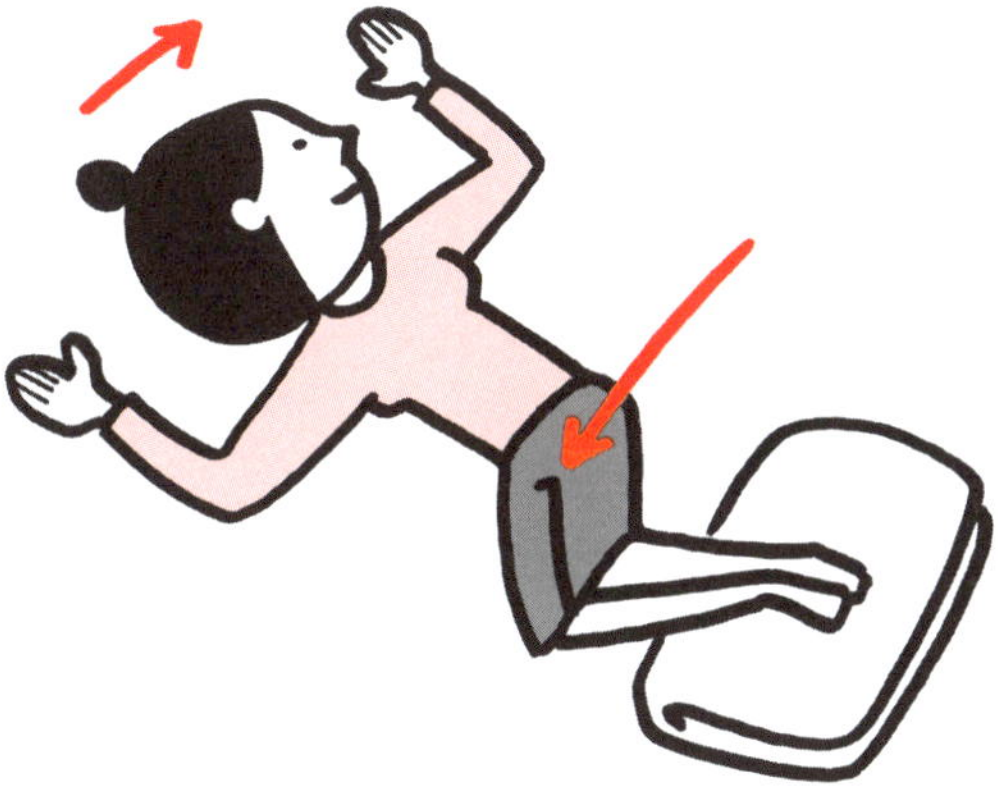

両膝を右に倒しつつ顔を左に向けます。30回繰り返します。

■チェックポイント

※背中や腰まわりがほぐれて、軽くなる感じがあると良いです。骨が鳴ることがあっても、問題ありません。

※立った状態で、上半身をひねって後ろを振り返る、「振り向く」動きをしてみましょう。おなかくびれツイストをする前よりも、ラクになってきます。

■補足と雑学、メカニズム

・このひねり動作は、背骨が体幹の中で回転するように働くため、背骨につながっているすべての組織（筋肉を含む）に、ストレッチ刺激が届きます。

・ひねり動作を担当する腰椎3番を通して、腎臓への好刺激ともなり、活力を上げるだけでなく、デトックス（排毒）力も向上します。

・ひねって起こす動きの中で、普段なかなか刺激がいかない、おなかの横の筋肉群が活性化されます。これらが、「くびれ筋」と言われる深層筋（腹斜筋、腹横筋）です。

・背骨の中を通っている自律神経を整える効果もあるため、精神面のプラスも大きいです。

・このストレッチ効果を高める支点が、半バンザイした両腕と、つま先となります。

効果を感じにくいときには?

僕は、習慣の内容より、まず習慣を1つでも持っていること自体の方が、はるかに重要だと考えています。「継続は力なり」と言いますが、効果は積み重なることで、どんどん強まってきます。

健康法にも、どうしたって個人差はありますが、共通して大切なことは、一定期間続けてみることです。**一番多い失敗パターンは、ちょっとだけ試して、すぐまた別のものに手を出すことを繰り返す、「健康法ジプシー(流れ者)」です。**

まずは、「1日数分でも、カラダのためになることを毎日している」ことに意味があります。その行為自体が、副交感神経(休むスイッチ)を強化し、カラダにとってプラスに働くからです。

テレビ番組などでご長寿の方が紹介されているのを見ると、いつも気づくことがあります。それは、それぞれの方の健康習慣は、けっこうバラバラだということです。

野菜中心のおじいちゃんもいれば、肉をガツガツ食べるおばあちゃんもいます。ラジオ体操愛好家がいるかと思えば、太極拳で長生きしている、という声もあります。

つまり、**健康習慣の内容の重要性は2番目であり、続けている健康習慣があるということが、1番大切なのだと思います。**これは、日本以外の国でも言えることではないでしょうか。

これまで紹介したケアをやってみても、効果をなかなか感じられないというときは、次のことを試してみて下さい。

1　解説とイラストをもう1度じっくり確認して、できるだけ正確になぞってみて下さい。

２　１を３日間、できれば１週間は続けてみて下さい。そして、開始前と比べて、体調やおなかの硬さ、上体の反らしやすさなどを比較してみて下さい。

３　日々の生活での負担が強すぎる場合は、効果が出にくいこともあります。１、２で提案した内容でもうまくいかない場合は、第５章で紹介する、生活の中で特に強いストレスとなるものと対策を、参考にしてみて下さい。

変化には、加速がついていくものです。１日目の変化よりも、実は10日目（まで続けた後）の変化の方が大きいということが、よくあります。「変わりやすさ＝柔軟性＝健康度」なので、体調が悪ければ悪いほど、変化に気づくのには時間がかかります。

ただし、**症状がすぐに軽くならなくても、１日〜３日ほど試してみて、「チェックポイント」で少しずつでも違いを感じられていれば、大丈夫です。**続けていくうちに、少しずつ改善していくはずです。（そういった不安を減らすためにも、「チェックポイント」を用意しています）。

イメージとしては、山登りのようなものです。1歩1歩しか進んでいかなくても、ある程度歩みを続けた後に振り返ると、「ずいぶん登ってきたものだな……」と気づく瞬間がやってきます。

そして、さらに足元をしっかり見ながら歩き続けると、「あれっ⁉」という感じで、急に視界がパーッと開けるときがきます。それが、山頂です。

継続が難しいのは、その瞬間まで、山頂に近づいている実感が得にくいことです。ただ、毎日の積み重ねは、必ず山頂につながっています。

だからこそ、1歩1歩を、1日1日の習慣を、大切にすることです。そして小さな変化をちょくちょく、チェックポイントなどで噛みしめましょう。

ゆっくりした変化だとしても、それは大きな意味を持ちます。カラダの変化ほど、見えない深さでどんどん進むものはありません。小さな変化の水面下で、大きな変動が必ず進行しています。

だから、この小さな変化に注目しましょう。**こういった小さな変化を面白く確認するのは、「道楽」です。山頂（ゴール）だけでなく、途中の道（プロセス）をも、楽しめるということです。**

高い山を登り切れる人、遠くまで行ける人は、そういう意味で、道楽者です。焦らず、でも諦めず、コツコツ歩みを続ける道楽者でいましょう。

ちょっとしつこい文章になりましたが、この考え方は、この本を通してぜひ伝えたかった、健康の秘訣です。急いでしまったら、どんな健康法も効果が出にくくなります。じわじわ、コツコツ、面白がっていきましょう。

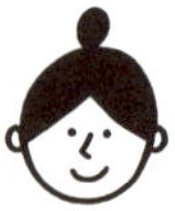

健康格言15

1つを選び、焦らず、じわじわと、諦めず。地味でも、健康の秘訣です。

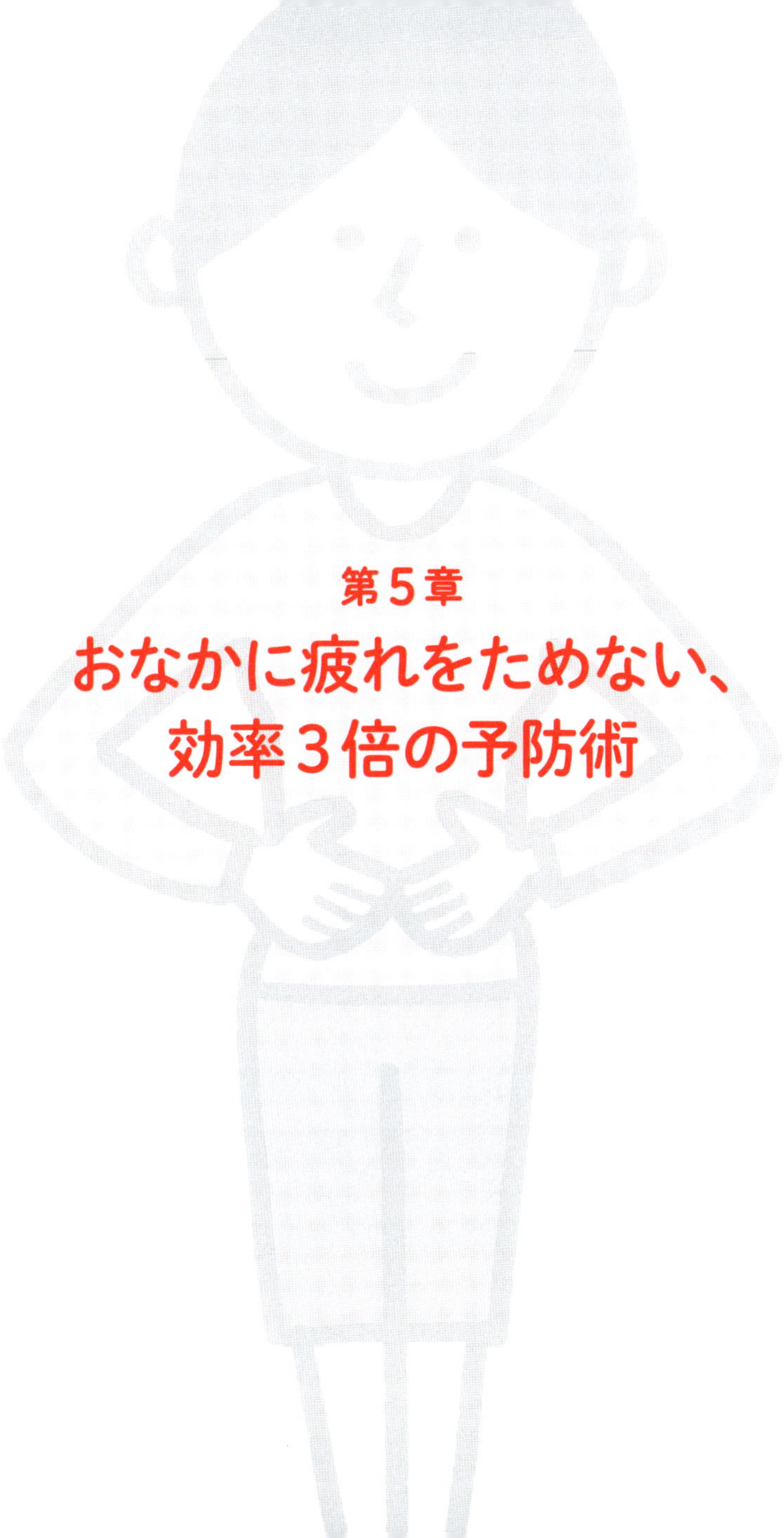

第５章
おなかに疲れをためない、効率３倍の予防術

おなかの疲れ予防は、万病予防である

免疫力は、腸と膀胱で決まります。**あらゆる問題は、起こった後に対処するよりも、事前に予防をした方が、はるかにラクなものです。**

病気を例に、考えてみましょう。いったん発病して入院などしてしまえば、お金も時間も、大幅に奪われてしまいます。

働けない上に、入院・治療費は重なっていきます。一方で、発病を未然に防ぐことができれば、負担は圧倒的に小さいもので済みます。

健康においての「予防」とは何かというと、抵抗力です。病気に勝てる自分を作っておくことです。

　そこでキーワードとなるのが、免疫力（病気などと闘ってくれる力）と、解毒力です。悪いものをできるだけ近づけないこと、倒すこと、そして多少入った悪いものや、その残骸をすぐに捨てられること。**つまりは、掃除が上手い状態を作ることです。**

　人間の体は、メンテナンスや修理の過程で、いろいろなもの（老廃物）を出します。酸素を吸えば二酸化炭素を出し、水を飲めばおしっこになり、ものを食べれば排便します。垢を出しながら肌を修復し、膿を出しながら傷口を治し、愚痴を吐きながら心を立ち直らせます。

　つまり、**修理（回復）には排泄（ゴミ捨て）がつきもの**で、修理と排泄というサイクルが回るからこそ、カラダは良い状態を保ち、問題があっても治っていけるのです。

　これは、健康の根本にある仕組みです。排泄が滞ってしまえば、悪いものが出て行けないので、カラダは治っていけません（実はこれが、マッサージを繰り返してもカラダが良くなっていかない理由の代表です）。

出せるからこそ、入れ替わることができます。そのため、便秘や下痢、排尿の問題を放置することは、大きなリスクになります。つまり、腸や膀胱をケアすることは、あらゆる病気の予防において、非常に重要なことなのです。

腸内細菌が、免疫機能をはじめとする、身体の調節機能に大きく関わることは、西洋医学でも、常に注目され続けています。膀胱の問題は、排尿だけではなく、冷えにもつながり、体温が落ちると、免疫力は一気に低下します。体温が1度下がると、免疫力は30％も低下すると言われています。

おなかもみ上げには、腸のケア、膀胱のケアも含まれているので、病気の予防にもつながるというのは、こういった理由もあるのです。

また、ここで改めて強調したいのは、**命に関わるような深刻な病気は、ほとんどが内臓に起きる**という事実です（他はというと、頭ですね）。だから日々、小出しに掃除をして、大きな問題を防ぐことが大切なのです。

整体においても、「出せないカラダ」の人の状態が、一番深刻です。疲れも全然抜けず、症状の治りも非常に遅い。だから、まずは「出せるカラダ」にしていくことから、施術はスタートします。本当は、そこからしか始まらないのです。

いろいろなことに共通しますが、入れるより出すほうが先です。欲しがるより与える方が先で、吸うよりも吐く方が大切で、増やすより捨てる方が役に立つことが多いのです。

大人になればなるほど、その傾向はさらに強くなります。出すからこそ、いいものが入ってくる「余地」ができて、良いサイクルが回ります。

だからこそ、おなかもみ上げで、「出せるカラダ」に戻りましょう。

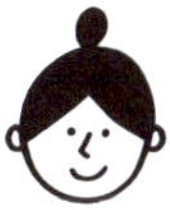

健康格言16

良い循環には、余地が要る。余地を作るには、出すことが必須。

意外と知らない、ストレスの5大原因と10の対策

ストレスは、まず2割だけでいいから減らしましょう。ストレスを何とかしたいと考えたときに、最もよくある間違いは、

A　全部なくそうと考えて、「とうてい無理！」と諦めてしまう
B　精神的なストレスに絞って考えてしまう

というもので、どちらも大きな誤解です。

まず、Aについてですが、**ストレスは2割だけでも減らせたら、生活がかなり変わってきます。**「変化には加速が付く」という話をしましたが、ストレスが少しでも減ると、直接負担が減る効果を1としても、睡眠が深くなる効果でプラス1、呼吸が深くなる効果でプラス1、自律神経（回復スイッチ）の調子がマシになることでもプ

ラス1……、というように、結果としては、プラス4ぐらいの効果にふくれあがるのです。

大きくて硬い岩が道をふさいでいたとしても、なにも、「粉々にぶっ壊してやる！」なんて思う必要はないんです。そんなに効率の悪い話はありません。「自分一人が通れる分だけ、横に転がそう」と思えば、それで十分です。

敵を過大評価してはいけません。損ばかりします。**むしろ、敵ではない可能性を探るほうが大切です。**

実際、ストレスには効能（メリット）もあります。実は、ストレスがない環境に置かれると、人間はものすごいスピードで、「ボケていってしまう」のです。簡単に言えば、脳がサボってしまうからです。

また、スポーツした後のビールがおいしいように、適度なストレスを乗り越えるからこそ、生活には張り合いと充実が生まれます。食べ物でいうスパイスのようなもので、適度な量であれば、ストレスはプラスにも働くのです（ちなみに、ストレスとストレッチは、語源が同じです）。

このことも踏まえると、ストレスを全部なくそうなんて考えなくていい、ということが、より理解しやすいと思います。まずは、2割からでいいんです。

次にBについてですが、「自分にはストレスなんてないです」という人は大抵、ストレスとは精神的なものである、という誤解をしています。昔の僕もそうでした。だから、**精神的なもの以外のストレスを大量にため込み、大きな症状まで育ってしまってから、気づくことになります。**

ストレスには大きく分けて、４種類あります。というよりも、次の4種類ぐらいを想定しておいた方が、きちんと対応ができます。この機会にぜひ、見えない敵を、見えるようにしておきましょう。

1 肉体的なストレス（筋骨系）
2 頭と心のストレス（神経系）
3 おなかのストレス（内臓系）
4 その他の外的なストレス

この中でも、現代において特に深刻なのは、2と3です。仕事が複雑化し、パソコンやスマホの利用が増えたために、頭（神経）の負担が激増しました。

また、メタボリック症候群の問題に象徴されるように、現代は食べ過ぎ社会です。そして、食の安全性の低下が掛け算になって、おなか（内臓）の負担は倍増しています。

人間の目は、発光体を見るのに適応していません。また人間の消化機能は、饑餓（不足）には適応力がありますが、飽食（過剰）には対応できないのです。

理由は、発光体や過食との付き合いなんて、数百万年と言われる人類の歴史の中で、ここ数十年ぽっちしかないからです。これらが深層の疲労につながり、自律神経（＝回復スイッチ）を狂わせ、様々な病気の原因をつくっていきます。

こうやってストレスの内訳を詳しく見ていくことには、大きなメリットがあります。それは、**全体を見た上で、減らしやすいものを選んで減らせば良くなるからです。**

例えば、嫌いな上司はいなくならないし、上手くやるのは無理だとしても、1日5杯飲んでいたコーヒーを3杯にすることは、平気かもしれません。また、パソコンやスマホの時間を減らすのは仕事面でも難しいとしても、「寝る前30分だけ我慢することならできる」という人もいるでしょう。

こんな風にストレスの正体が見えてくると、あんまりキツくないものを減らすか、減らすにしてもキツくないやり方で減らすことができるのです。これはとても有効かつ、大事です。

というのも、ストレスを減らそうとするときに、「大好きなコーヒーだけど、一切やめる！」というような、ストレスを減らす行為自体がストレスになるという本末転倒のケースが、たくさんあるからです。これでは、ブレーキとアクセルを同時に踏むようなものですから、頑張っている割に効果はなかなか出ず、しかも精神的にも大変な負担を抱え込むので、継続できません。

健康法こそ、できる限りストレス・フリーでなければなりません。これは数ある健康法の中から、本当に有効なものを選択する上で、必須の条件だと思います。要は、効率良く、無理なく続けられる内容であってこそ、ストレスは減らしていけるということです。

そのための材料として、ここではストレスの5大原因と、10の対策をお伝えします。

もちろん、「全部をやりましょう」という話ではありません。あくまであなたに合いそうなもの、やりやすそうなものを選んで、試してみて下さい。

※「おなかもみ上げ」を継続して行うと、ストレス全般の対策になるのは前提ですが、予防したり、回復を早めたりしたいときに、これらの知識を活用して下さい。

【ストレスの5大原因と10の対策】

①食の問題（食べ過ぎ、冷たいもの、味が濃すぎるもの・辛すぎるもの）

●どんなストレス？

これはシンプルに、胃腸や肝臓の負担になります。実はどれも、**「ペットには与えないもの」だと思いませんか？**　それを人間は、進んでやっているわけです。

●有効な対策

○1．よく噛む。いつもより5回追加するだけでよいので、多めに噛む。

（唾液がたくさん出て、満足感も高まりやすくなります。**唾液は発がん物質に対応できるほどの消化・解毒力があり**、胃腸や肝臓を大きく助け、吸収が良いと満腹にもなりやすいのです）

○2．温かいものや、味の薄いもので食事を終わらせる。

（冷たいもので食べ終わると、カラダが冷えて負担になります。**味が濃いもので終わらせると、次の食べものがすぐ欲しくなります。**温かい番茶などで締めると、理想的。これはダイエット的にも、重要なコツです）

②アルコール・カフェインなどの有害物

●どんなストレス？

これらは強い刺激物なため、肝臓が解毒にかかり切りになること、また興奮作用があるために交感神経（＝戦うスイッチ）が優位になり、休まらず、イライラしやすい状態になります。さらに**利尿作用が強いため、軽い脱水状態になりがち**なことも共通で、睡眠も浅くなります。

●有効な対策

○3．ウコンやクロレラの力を借りる。

（どちらも飲食物の有毒性を抑え、消化を助ける効果があります。ドラッグストアで売っている錠剤が、ドリンクのものよりはるかに費用対効果が高く、オススメで

す）

○4．野菜やチェイサーの力を借りる。

（飲むときにあまり食べない人がいますが、負担は相当大きくなります。枝豆やキャベツは、胃腸を守ってくれます。またチェイサーには、脱水を防ぐ効果もあります）

③運動不足

●どんなストレス？

筋肉を使わないことで、脳に活性化されない部分が出てしまう、ポンプ作用が休止することで血流が悪化する、振動や収縮の刺激がないため全身が鈍化する、などのデメリットがあります。**人間も動物なので、動くことで機能が維持されるように設計されています。**

●有効な対策

○5．湯船に入る。

（汗がかけること、カラダに水圧がかかること、温まることで血流や内臓機能が上

がるなど、費用対効果が非常に高い健康法です）
○6．その場ジャンプを100回、2日に1度でいいからやる
（気功でも使われる方法で、全身の血流と細胞が活性化され、筋肉や骨格にも、適度な刺激が行き渡ります。といっても、ごく軽く全身を揺する程度、3センチメートルぐらいしか浮かないジャンプで、十分効果があります。これだと100回やっても2分以内で済むので、効率も非常に良いです）

④悪い姿勢と浅い呼吸

●どんなストレス？

これらはセットで、姿勢が悪いと、呼吸は自動的に浅くなります。気道が狭くなるためです。現代人の多くが、パソコンやスマホなどのために、うつむいた猫背のような悪い姿勢がクセになっていて、重力の負担を倍増させている状態です。

●有効な対策

○7．1時間のうち5分でもいいから、良い姿勢を取ろうとする。
（ずっと良い姿勢を取れなくても、ちょくちょく良い姿勢の時間があるだけで、全

然違います。両足の裏が地面につき、背骨が地面から垂直になるようにしましょう）

○8．湯船の中で3分だけでいいので、深呼吸をする
（毎日短時間でも十分に酸素がある時間を作ることで、**現代の隠れた問題になっている、「プチ酸欠」が防げます。**こりや疲れが減り、睡眠の質も上がります）

⑤パソコンやスマホの使い過ぎ（テクノストレス）

●どんなストレス？

パソコンやスマホの発する光や電磁波の影響で、目と頭が強い負担を受けます。一種の興奮状態がクセになることで、自律神経のバランスに支障が出始め、睡眠の質が低下します。また、目が疲れると全身が力みやすくなるため、全身疲労の元にもなります。

●有効な対策

○9．**寝る前30分、起きてすぐの30分だけでも、パソコン・スマホをやらない。**
（この時間帯が最も悪影響となるため、この1時間の負担を減らすだけでも、大き

な違いになります。これだけでも、頭痛、不眠の問題が改善するケースもあります）

◯10．1日10分でいいから、部屋の窓を開けて換気をする。

（テクノストレスは、人間脳ばかりを優位にすることで回復力の低下に導くため、自然と触れる時間が重要になります。最も触れやすい自然は、新鮮な空気を運ぶ風です。目も頭も酸欠に弱いため、酸素補充というメリットもあります）

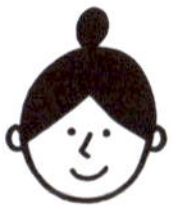

健康格言17　ストレスは無理のないやり方で、「まず2割」減らすべし！

スポーツやストレッチの効果は、おなか次第

名だたる達人は、腹が決まっています。立ち姿が美しい人に、目を奪われた経験はないでしょうか。

芯がスーッと通っていて、見ている人に安定感と涼やかさを感じさせる人がいます。いわゆる、達人と呼ばれるような人たちですね。

僕は職業柄、スポーツ選手やダンサー、お茶の先生、音楽家などのカラダを定期的に診させてもらっていますが、こういったプロの立ち姿には、普通ではない強さと美しさがあります。そしてこういう人は、**例外なく腹が決まっていて、中心（線）を支えるそのまた中心（点）が、常におなかに根付いているのです。**

また、第一線で活躍している人は、自分のカラダにも敏感です。おなかを整える施術をした後に、「カラダの中心が取りやすい」とすぐ気づく人もいますし、「接触プレーをしても倒れにくくなった」と実感する人もいます。

サッカーで言えば、メッシやクリスチャーノ・ロナウド。野球で言えば、イチロー。スケートの浅田真央選手もそうですが、プレイ中（演技中）の姿勢が、圧倒的に美しい人がいます。激しい動きの中にもブレない重心の安定感があるので、立ち姿が乱れないのです。

さらにおなかに力があると、体幹（カラダの中心）の力が上がり、全身の筋肉の連動性が上がります。呼吸が深くなり、基礎代謝も上がるため、運動に適した状態になるのです。これは何も、プロの選手に限ったメリットではありません。

趣味でスポーツを楽しむ人、ジョギングを習慣にしている人、健康のためにジムに通ったり、ヨガを取り入れたり、自宅でストレッチをしたりする人には、次のようなメリットがあります。

1　運動能力が上がる（強さ、精度、柔軟性）
2　疲れにくくなる（耐久性）
3　疲れが回復しやすい（回復力）
4　同じ量でも燃焼効率が上がる（運動効果、痩せやすさ）
5　メンタルが安定する（精神力）

6　判断力が安定する
7　中心が安定し、見た目にも美しくなる
8　1〜7の理由から、負担が少なく、ケガをしにくい

実は、裏を返せば、おなかから力が抜けて、骨格なども歪んだ状態では、運動による効果が非常に出にくいのです。また、ケガもしやすいため、逆効果になることもしばしばあります（実際、「最近始めたジョギングで、膝を痛めてしまって……」というような患者さんが、本当にたくさん来院します）。

つまり、**健康のために運動はとても大切ですが、そのメリットをきちんと吸収できるカラダ（おなか）であることが、せっかくの労力や時間を活かすための必須条件なのです。**運動で効果がどれぐらい得られるか（または逆効果になるか）も、実は健康度に左右されるわけですね。

今、すでに運動習慣を持っている人はもちろん、これから何かを始めたい人も、よ

り楽しく、負担なく、高い効果を味わうために、おなかもみ上げを始めとするケアを、ぜひ役立てて下さい。他の3つのケアも、背骨、骨盤、血流を改善するため、運動能力や効果の向上に大きく貢献します。

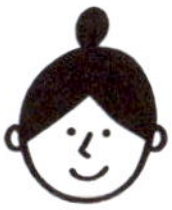

健康格言18

腹が決まっていれば、上手に、痩せやすく、効きやすい運動ができる。

自分でおなかがさわれる、一生ものの武器の威力

有能な「ものさし」は、人生の見通しを良くしてくれます。問題解決が上手な人と聞いて、思い浮かぶ人はいるでしょうか。

これは腕の良いお医者さんや整体師にも共通するパターンですが、**問題解決が上手な人は、問題の発見と理解が早いです。**困難な問題にも対応できる、という面はもち

ろんありますが、「そもそも問題が困難な大きさになる前に気づき、処理してしまえる」という特長の方が、圧倒的に重要なのです。あなたが思い浮かべた人も、この法則に当てはまるのではないでしょうか。

そして、**問題発見が早い人というのは決まって、その人なりのチェック基準（ものさし）を持っています。**それがあるから、人よりも早く、深く、問題を見つけられるのです。

健康に関しても、早めの対処ができる人は、大きなケガや病気にならないうちに回復させてしまいます。これは予防の面で、圧倒的に有利です。お金も時間もかからず、痛みも苦しみも少なくて済むからです。

実は、**おなかもみ上げを1週間でもいいので続けてみると、おなかの変化がわかるようになってきます。**「あれっ、ここは昨日より痛くないな」とか、「全体的に少し柔らかくなってきたな」というように、違いがわかってくるのです。

これは何も特殊な能力ではなく、「伸びきったラーメンが柔らかいことは、誰にでもわかる」のと同じで、硬いおなかと柔らかいおなかの違いは、慣れさえすれば、誰にでもわかるようになります。

これは、非常に役に立つ感覚（スキル）です。なぜなら、「おなかを見れば全身がわかる」という巨匠もたくさんいるぐらい、おなかには様々な不調が表れるからです。

別に、それを診断までできる必要はありません。ただ、「早めに気づいて、ケアができる」だけでいいのです。**そして、おなかをさわり慣れてくると、誰にでもこの「早期発見・早期ケア」ができるようになっていくのです。**

まだ症状としては自覚されない問題も、おなかには出るので、今の体調を良くするだけでなく、未来の体調を良くするスキルも、あなたの中に育っていくことになります。これもうれしい利点ですね。

そういった、使えるものさし（チェック基準）を渡したかったのも、この本を書いた大きな目的のひとつです。おなかのどの部分が何につながっているかがわかるマップ（92ページ）も、そのために用意しました。

悲しいことに、発見が遅れて、手遅れになってから来院する人は多いです。**予防であれば、1日たった3分のケアで済んだような問題が、手遅れになった場合、1年半も仕事ができない悲劇を招いたりします。**

また、深刻なほど体調を崩してしまった場合、回復した後にも、「（仕事）復帰の困難さ」という問題がつきまといます。こんなにもったいない話はありませんね。だからこそ、こうやって1つの章を割いてでも、予防のお話をしたかったのです。

ぜひ、この本を読んでくれているあなたには、早期発見・早期ケアのメリットを、自動的に受け取ってもらいたいと願っています。また、そのために、きっと役に立つはずのものを詰め込みました。といっても、やって欲しいことは、「おなか遊び」を毎日してください、というだけのことです。

「今日はどんな感じかな？」と、テレビで占いでもチェックするぐらいの気持ちで、親しんでもらえれば十分です。日を追うごとに勝手に手の感覚は育っていき、チェックもケアも、上手になっていきます。そしてそのスキルと習慣は、一生を支えてくれます。

※ケアを続けて、変化がまったくなく硬い・痛い状態が続くところがあったら、専門家の助けを借りましょう（信頼できる病院、鍼灸院、整体院など）。

※参考例として、むくみと脂肪と筋肉は、手触りで区別できます。おなかが大きいときに、ただのむくみなのか、太ってしまっているのか、筋肉なのかを知ることは、非常に面白いです。

むくみは「水風船」、脂肪は「豚足やコラーゲン」、筋肉は「鳥の胸肉」の手触りに、それぞれよく似ています。慣れてくると、これがわかるようになっていきます。ぜひ、トライしてみて下さい。

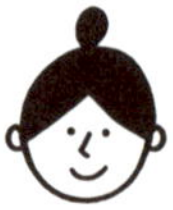

健康格言19 気づくのが早ければ、圧倒的に有利な条件で、対応（圧勝）できる。

あなた自身のカラダこそ、何より心強い安息の地

健全な自信とやる気は、健全なおなかに宿ります。なんだかやる気が出ない、だるい、漠然とした不安がある、いつもどこかで焦っている、イライラしやすい、クヨクヨしやすい、本当の自分はこんな感じではない気がする、居場所がない、人といると落ち着かない、自信が持てない、充実感がない……

こういう、気分に「覆われてしまっている人」が、たくさんいます。また、どんどん増えてもいます。あなた自身にも、共感するものがあるかもしれませんし、あなた

の周りに、こういった状態に長く苦しんでいる人も多いかもしれません。

でも、僕はあえて断言します。そんな状態になってしまうのは、健康じゃないからです。**特に、おなかが健康ではないからです。**

「時代が悪い」「不景気」「国の政治の問題」「会社がブラック気味」「上司がひどい」「家族が不仲」「恋人がドＳ」「持病がひどい」「生い立ちが恵まれず」……いろいろな理由が考えられます。そのどれもが決して軽いものではないのも承知の上で、それでも希望の種として確認したい事実があります。

それは、それらのすべての悪条件が重なった中でも、元気で充実して、楽しそうに生きている人は必ずいるし、何も天才的な人に限らないということです。それは誰にでも、本当は実現できる可能性のある選択肢なはずです。

どんな状況下でも、元気で充実して楽しく生きる、という望みが、「ブレない」という、今のはやり言葉に表れていると思います。そして、ブレない自分を作ろうと思うと、精神的な面を鍛えようとしてしまいがちですね。「メンタル」という言葉もすっかり定着しましたが、精神的なタフさを求めている人が、急激に増えたからだと思います。

ただ、ここで提案したいのはやはり、「メンタルを強くするためにこそ、おなかをケアしましょう！」ということです。**なぜなら、メンタルの問題を解決するためには、メンタルへの直接のアプローチでは足りないからです。**

アインシュタインが言った通りで、「重要な問題は、その問題を作ったときと同じ考えのレベルで解決することはできない」のです。葉っぱが枯れそうなときに、葉っぱに直接水をかけてもダメなのと同じです。その根っこにこそ、水や肥料をやるべきなのです。

つまりメンタルの問題だからこそ、メンタルじゃない切り口から治すべきなのです。

では、メンタルの根っこは、どこにあるのでしょうか?
それこそが、おなか(内臓)なのです。

腹が立たない、腹黒くない、腹が決まる、腰が決まる、腑に落ちる、肝が太い、胆力がある、度胸がある、肝が据わる、心臓に毛が生える、ハートが強い、腹に据えかねることがない、懐が深い、腹蔵がない、胸につかえがない、息が詰まらない、腹を割って話せる、腹の底から笑える、肝胆相照らす仲(親友)になれる……

すべて、メンタル面の性質を、内臓で言い表しています。**これらの味わい深い表現はすべて、おなか(内臓)がしっかりしている人の特長を表しているのです。**もしもこんな風になれたら、ブレない自分になるのは案外、簡単そうに思えてきませんか?幸せをつかむのも、作り上げるのも、今よりやりやすくなる感じがしてきませんか?

だから、おなかをケアして欲しいのです。大げさでなく、幸せでいるために。どこに行っても、やっていける人になるために。本物の安心・安全を得るために。

安息の地、理想の地というのは、ここではないどこかにあるものではなく、あなたが健全なパワーを取り戻したときに、今ここに現れるものです。

あなたのおなかが強ければ、多少きついことがあろうと、噛み砕いて消化してしまうことができます。嬉しいことがあれば、五臓六腑に染み渡るほど、味わうことができます。人生を噛みしめて、すべて肥やしにして生きることができるのです。

これは、お金では買えない強さであり、何者にも侵されがたい安定です。僕は職業柄、信じがたいようなお金持ちの方々とのお付き合いも多々あります。しかし、経済力や権力では決して心の安定を買えないという事実を、まじまじと感じます。

「他人と過去は変えられない。変えられるのは自分と今だけだ」という、カッコいい格言がありますが、自分と今を変えるのだって、正直けっこう難しいですよね。でも、「自分のおなかを変える」のは、案外、簡単なんです（1日3分でOK、手順もはっきりしています）。そして、**おなかが変われば、「自分」が自然と変わっていくこ**

とで、「他人」も「今」も、ひいては「未来」も、良い方向に変わっていくのです。

繰り返しますが、安息の地とは、あなた自身のカラダのことです。これに気づいて、外側を探し続けたり、着飾ったりするのをいったんやめて、自分の中、自分のおなかを耕したら、ちゃんと自分が見つかります。というよりは、表れてきます。

自分は無くなっているのではなく、どこかに落ちているのでもなく、ただ、埋もれているだけだからです。耕せば、自然に出て来るし、育ちます。そうしたら、最も自然で、理想的な形で、「自分探し」は完結します。なんと、旅費もビタ一文かかりません。

もちろん僕は、新しいことに挑戦したり、インドに行ったりする意味を否定するつもりは、一切ありません。ただ、不健康、不健全な状態で行ってしまうと、もったいないし、目的は死にたくなるほど達成しにくいと思います（旅先や留学先で自殺してしまう人が多い事実を、深刻視しています）。

それよりは、自分を健全な状態にしてから行った方が、よほど多くのものを得て、もっともっと楽しんで来られると思うのです。それどころか、自分が健全な状態になればなるほど、国内はもちろん、今住んでいる町でさえも、見つけられるものはいくらでもあると思います。

「自分探し」より、「自分耕し」へ。アテのない長期間の放浪より、明確なアテが手の届く範囲にある3分の方が、結果が出やすいのは明白ではないでしょうか。

安息の地は、あなたのおなかに眠っています。

いつだってどこでだって、その両手で、おなかを耕せばいいのです。

そのために、ぜひこの本を使って使って、使い切って下さい。

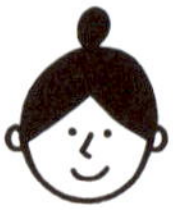

健康格言20

こんな時代だからこそ、おなかを耕して、エネルギーを自家発電すればいい。

エピローグ　あきらめるしかない状態なんて、ほとんど存在しない

「パーキンソン病は治ってないけど、歩くのが随分楽になって、外出できるようになったよ」

こう言った78歳の香川のおじいちゃん（仮名）は、難病でした。でも、決してあきらめていませんでした。

当時、出張整体をしていた僕は、彼のところに出かけて行き、症状や病院での診断を詳しく聞きながら、リスクのない範囲で、いろいろな施術をしました。

香川さんは、読書（特に時代小説）が大好きな江戸っ子なのですが、「もう歩くのが辛いしおっくうだから、1日家に閉じこもって、4～5冊も読んでんだけど、目だって疲れるしな。ほんと、嫌んなっちまうよ……」と、消え入りそうな声で訴えていました。パーキンソン病の症状は、無気力も引き起こします。興奮物質であるドー

パミンが、不足するためです。

僕自身、おじいちゃん・おばあちゃん子なこともあり、何とかできることはないかといろいろな人に相談し、本を読み、調べました。病気のこと、病院での対応のこと、整体やはりをはじめとした代替医療での改善事例、生活の工夫、などです。

しかし、何より香川さん自身が、あきらめませんでした。気力も奪われがちな中でも、何とかしたいと願い続けていました。

僕は定期的に連絡をもらい、施術に通い続けました。最初はほんの少しの変化でしたが、3回、4回と重ねるうちに、「歩くのが楽になってきた」と言ってくれる日がありました。それに、ボソボソとしか発さなかった声が、気づけば自然に、大きくはっきりしていました。

初めてお会いしてから、2カ月ほどたったある日のことです。香川さんは僕の顔を見るなり、「今日はな、ちょっと遠出して、鯛焼きを買ってきたぞ。あんたも食いなさい」と、言いました。その声はとても穏やかで、すごく嬉しそうでした。

この日の施術中、香川さんは珍しく改まった様子で、「病院でも知り合いのはりでも匙を投げられたし、女房にも愛想を尽かされたけど、あんただけがあきらめないで付き合ってくれた」と話し始めました。

「難病ってだけでもやっかいなのに、味方でいてくれるやつが1人もいなかった。あんたを初めて見たときは、若くて細っこくて、正直不安だったけどな。一生懸命やってくれるから、つい何度も呼ぶようになったんだ。そのうちついつい愚痴もこぼして、悪かったな……」

「自分で外を自由に歩けないってのは、思ってる以上に情けないもんでな……でもそれ以上に、やりたいはずのことに興味を感じなくなったり、どうでもいいような気になっちゃうのが、本当に怖くてな。外出しないし、女房ともそんなだから、誰とも会わないだろ？　そうすると、どんどん気分も閉じこもっちまうんだ」

「だから俺は、あんたが来るのが楽しみだった。あきらめずに付き合ってくれるだけでもいいってぐらいに思ってたんだけどな……今でも調子の悪い日はあるけど、杖がありゃ、ある程度は歩けるようになったし、自分で自由に買い物に行けるってだけで、どんだけ生き甲斐が違うか……これでも、ずいぶん感謝してんだ……」

僕は、このときの香川さんの照れたような声を、鮮明に覚えています。そしてこのときもらった鯛焼きの味を、きっと一生忘れないだろうと思います。

まだ駆け出しの若造で、できることを一緒に探すことに、ただただ必死でした。でも、いろいろな場所で絶望ばかりを味わわされてきた香川さんの生活が、ほんの少しずつでも変化し、何より表情や元気が、大きく変わっていったのです。

信用すべき先生と、決して信用してはいけない先生の見分け方

少し長い昔話をしたのには、理由があります。

どんなに重い症状や痛みがあっても、どんな有名な病院で「一生付き合うしかない」と言われても、絶望しないで欲しいのです。

「もう何もできることがない」というのは、人間の一部しか見ていない人の発言です。はっきり言って、そんな先生は未熟だと思います。未熟な人の断言は、ほとんど嘘みたいなものです。

その言葉を突きつけることで、どんなに患者さんが傷つき、回復力が低下し、それが症状（病状）の悪化につながってしまうか……そんなことも考えられない人の、発言です。実際にこういったお医者さんの無神経かつ無知な断言が元で、心底諦めて無気力になり、自宅に閉じこもってしまうお年寄りが、たくさんいらっしゃいます。

まだまともな先生だったら、「申し訳ないことに、うちではできることがない」と言うでしょう。

少しマシな先生だったら、「できるだけ改善する余地を探してみましょう」と言うでしょう。

もっと良い先生だったら、「回復例がある治療法や、別の病院を紹介しますね」と言うでしょう。

患者さんの気持ちを考える心があったり、心の力の強さや恐ろしさを知っていたり、自分が知っていることがすべてではないはずという謙虚さがあったり、可能性を探し続ける知力があったりすれば……そのどれか1つでもいいので持ち合わせていれば、患者さんをいたずらに絶望させるようなことは決して言わないのです。

ちょっとヒートアップしてしまいましたが、僕は別に、西洋医学やお医者さんを否定したいわけではありません。知り合いにも、技術も人格も素晴らしい先生は、いくらでもいます。西洋医学の方が圧倒的に有効な病気も、たくさんあります。

ただ一方で、心ない（または余裕がない）対応のために、患者さんに絶望を与えて被害者を生み出す先生がいることを、わかっておいて欲しいのです（もちろんこれは、整体師でも鍼灸師でも同じです）。

なぜなら、**そんな低いレベルの（状態にいる）先生の断言なんか、信用する必要がまったくないからです。**生意気を承知で言いますが、そんな信用に値しない先生のことは無視して忘れて、まともな先生を探して下さい、とお伝えしたいのです。患者さんに、被害者になって欲しくないのです。

病院で「もう何もできない」と断言されても、良くなる病気はたくさんあります。少なくとも、「良くなる余地」が残っているケースがほとんどなのです。

めまい、偏頭痛、頸椎ヘルニア、腰椎ヘルニア、座骨神経痛、ストレートネック、背骨の側湾、脊柱管狭窄症、胃下垂、不眠、不整脈、動悸、息切れ、自律神経失調症、過敏性腸症候群、慢性疲労症候群、ロコモティブシンドローム（歩行困難）、変形性関節症、難病であるシェーグレン症候群、そしてパーキンソン病……

ここに挙げたものは、まだ整体の世界で若造でしかない僕でさえ、痛みや不調の改善が、はっきりと確認できた症例です。**整体業界、いや、代替医療全体で考えたら、もっと多くの不定愁訴（要は病院で正体不明とされる症状）の改善例が、わんさと出て来ます。**当たり前ですが、僕なんかよりももっと経験が豊富で、腕が良く、知識があり、人格も成熟した先生は、全国にいくらでもいます。

だから、諦めてはいけません。未熟な人や無知な人に左右されてはいけません。

つい最近のことですが、**「腰痛の85％が原因不明」**と認めるお医者さんが出てきています。今までは、「腰痛といえば、ヘルニアなどの背骨の問題である」というのが、一般的な整形外科の常識でした。それが、ガラリと塗り替えられたのです。

こんな風に、常識は変わっていくものです。だから、賢い先生は常識や先入観を疑います。思考停止や、安易な（無神経な）断言などはしません。

また、**病気そのものを治すことはできなくても、症状の重さを軽くすることができれば、生活は全然違ってくる**ということも、ぜひ強調したいのです。今回紹介した香川さんのケースが、まさにそうです。不治の病だろうと、難病だろうと、「何もできることがない」なんてことは、ありえないと思います。

▼もしかしたら、違う病院では、全く別の見方（診断）があるかもしれない
▼まったく別の治療法があるかもしれない
▼代替医療では、改善例があるかもしれない
▼病気は変えられなくても、痛みや苦しさを減らす方法があるかもしれない
▼生活の工夫を考えることで、負担を減らせるかもしれない
▼親身になって話を聞いてくれる存在ができれば、気持ちが救われるかもしれない
▼技術が進んで、新しい治療法がこれから生まれるかもしれない
▼奇跡のワザを持つ先生に出会えるかもしれない

▼カラダが自力で奇跡を起こしてくれるかもしれないのです。

とらえ方（診断）は、何種類もあります。
着眼点（切り口）は、無数にあります。
方法（改善方法）は、無限にあります。
心やカラダの底力は、測定不能なほど強いものです。

どんな状況にあっても、生活の質を少しでも上げることはできるのです。

僕はこういう考え方を、直接、または著書を通して、文句なく名医と言われる先輩たちに教わりました。だからあなたもぜひ、こういう考え方でいてくれる、**良い意味であきらめの悪い先生**をぜひ、探して下さい。意味も無く突き放す先生の暴言でなく、寄り添って考えてくれる先生の言葉を信用しましょう。

世界最高のドクターをあなたの専門医にしよう

そして、常に頭に入れておいて欲しいことがあります。それは、**あなたの中にこそ、世界最高のドクターがいるということです。自己治癒力という名の名医が、明らかに世界最高なのです。**

どんなに腕のいいドクターでも、最新の薬でも、もう亡くなっている体には、何もできることがありません。こう聞くと、当たり前のことだと感じると思います。

でもこれを裏返すと見えてくるのは、「本人のカラダの方が、どんな名医や薬より、よほど治す力が強い」という隠された真実です。

どんな名医や秘薬だろうと、カラダが手伝ってくれなければ、たった2センチメートルの切り傷を治すことさえできません。縫合しようと、薬を塗り込もうと、それは「補助」でしかなく、傷口を塞ぐのは自前のかさぶたであり、皮膚を再生するのも、本人のカラダの働きです。

どんなに大手術が成功しようとも、その「補助」が終わった後に、手術跡の傷口や負担から立ち直り、組織やその機能を元に戻すという、**残り9割以上の仕事をしているのは、僕たちのカラダなのです。**これが、あなたの中にこそ、世界最高のドクターがいるという根拠です。

だからこそ、この名医を味方につけましょう。こんなに心強い「かかりつけ医」は、他にいません。**無料なのに24時間、あなたのためだけに働いてくれる、なんとも有り難いドクターです。**

ただ彼は、おなか（内臓）が弱っていると、ちゃんと働けないのです。だから、おなかもみ上げで、ドクターの応援をしましょう。

ゴミ（老廃物）が出ていくだけで、「最強ドクターのオフィス環境」が快適になります。

血流がよくなってくると、「最強ドクターの交通事情」が改善されます。

消化力が上がってくれれば、「最強ドクターの治療器具」が充実します。

1日3分だけでもケアを続けたら、「最強ドクターの集中力」が上がっていくのです。……おいしい話でしょう?

そんな風にこの本が、そして「おなかもみ上げ」が、あなたの健康と、生活の質の向上に役立つことを、切に切に、願っています。

おわりに

最後に、この本に関わってくれた皆さんへの感謝を記したいと思います。

まずは個人的で恐縮ですが、58歳で急死してしまった僕の父に、感謝します。僕が整体の道に入る、最大のきっかけを与えてくれました。また、「本物になりたかったら源流（由来）を辿れ」という口癖は、僕の揺るぎない指針となっています。

次に、父の急死の翌年に起きた、絶望的な交通事故から生還し、今も元気でいてくれる母に、感謝します。人間の回復の底力を信じ続けていられるのは、彼女のおかげです。傍らに居ながら何も出来ない家族の苦しさや、西洋医学の強みを知ることができたのも、この経験からでした。

富山の海沿いで静かに暮らす祖母と、天国の祖父にもぜひ、感謝とともに報告したいと思います。付きっきりで自由研究の指導をしてくれた、毎年の夏の経験がなかったら、僕の探究心や文章力は、もっともっと弱く拙いものだったと思います。この本を書く元を作ってくれたのは、ばあちゃんとじいちゃんです。

僕が自律神経失調症を克服できたのは、日本PSR協会の松岡先生のおかげです。あのときの苦しさと、回復できたときの圧倒的な喜びは、今でも僕の原点になっています。すぐ弟子入りを希望した僕を受け入れ、教えて下さったアメリカでも最新の整体法は、僕のセラピスト人生を支えてくれるベースになっています。

また、こんな若造のもとに通い続けてくれる患者さんたち、スクールの生徒さんたち、同じ志を持つ仲間たち、ブログやメルマガの読者さんたちにも、言い尽くせない思いがあります。僕が仕事をする原動力は、いつも皆さんからいただいているものです。僕の知識や技術を磨いてくれているのも、皆さんです。

今回の出版にあたって、なくてはならないご縁を結んでくださった、企画のたまご屋さんの木村隆志さんにも感謝します。親身になってアドバイスをいただけたおかげで、貴重なチャンスに巡り合うことができました。

勢い先行でカオスのように書きたいことがあふれてすぐ暴走する僕を、優しくホメ伸ばし、導いてくれた自由国民社の上野茜さんにも、たくさん助けていただきました。上野さんがくれた視点で生まれたメソッドは、この本の根幹を支えるひとつになりました。

かわいらしさとわかりやすさが共存する、素敵なイラストを書いて下さった村山宇希さんにも、感謝いたします。親しみと味わいがあり、手に取りやすい本にしたいという願いに、これ以上なく的確に応えてくださいました。

最後に、「女版ルフィ」のような胆力たっぷりの妻に。あなたと出会っていなければ、僕は患者さんと向き合う仕事など、とうてい出来なかったと思います。これからも、人に対して我がこと以上に真剣になる、暑苦しいほどのガッツを保ち、健やかに長生きして下さい。僕も手伝います。

そして、この本をとって下さったあなたに、お礼を言いたいと思います。あなたのおかげで、小さな頃からの夢がひとつ、叶いました。

本当にありがとうございます。

この後の巻末に、ちょっとだけオマケもありますが、別の機会でもまたお会いできることを心より、いえ、腹の底から、願っています。

２０１４年５月　　治療院のデスクにて　　永井　峻

巻末付録　さらに健康力を高めたいあなたへ

最後の最後に、プレゼントのお知らせです。

次の読者さんサポートのページから、色々なサポート情報を入手できます（スクール以外は、すべて無料です）。

http://www.ht-b.jp/bh/book/dokusya1.html　（ＱＲコードは↓）

（または、「おなかもみ上げ　読者サポート」でも検索できます）

●もっとわかる解説動画「おなかもみ上げ３つのコツ」
●Ａ４で印刷できる「予防方法チェックシート」
●ブログ「心体脳の健康と能力を最大化する方法」
●メルマガ「心体脳の健康と能力を最大化する方法」
●Facebook「健康力を最大化するコツ」

※その他、Q&Aなど、リクエストに応じて追加していきます。

また、施術する側としての興味がありましたら、楽ゆる整体のスクールのご案内ページをチェックしてみて下さい。仕事としてやっている方向けの特別なスキルのクラスもありますが、「家族にケアしてあげたい」という一般の方向けのクラスもあります。無料の資料請求もできますので、お気軽にどうぞ！

●スクールページ：http://www.ht-b.jp/erm/　QRコードは↓

（または、「楽ゆる整体スクール」でも検索できます）

では皆さん、またお会いしましょう！

1日1分で人生が変わる

おなかもみ上げ

2014年6月27日　初版第1刷発行
2018年10月29日　初版第15刷発行

著　　者　永井　峻
発 行 者　伊藤　滋
発 行 所　株式会社 自由国民社
〒171-0033 東京都豊島区高田3-10-11
電話03-6233-0781（代表）
http://www.jiyu.co.jp/
企画協力　木村隆志（企画のたまご屋さん）
イラスト　村山宇希
カバーデザイン　柏田幸子（WELL PLANNING）
D T P　有限会社中央制作社
印 刷 所　奥村印刷株式会社
製 本 所　新風製本株式会社